健康ライブラリー　イラスト版

不整脈・心房細動がわかる本

脈の乱れが気になる人へ

東京慈恵会医科大学循環器内科教授
山根禎一 監修

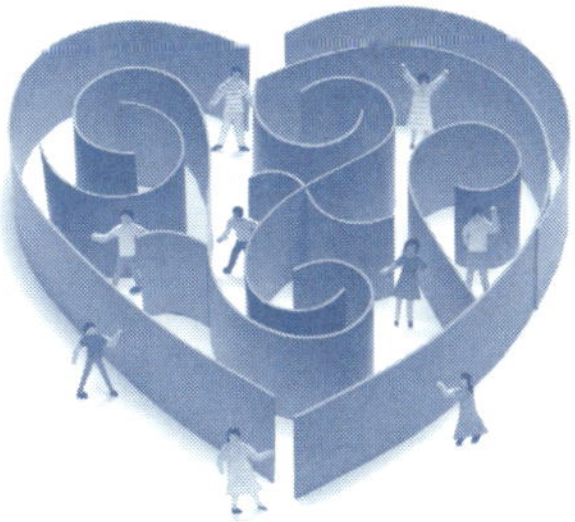

講談社

まえがき

　心臓がドキッと跳ねるような感じがしたり、ドキドキ……ドッキンと早打ち、乱れ打ちするような不快な拍動を感じたりするなど、脈に乱れが起きる状態を不整脈といいます。不整脈があれば、すべて「病気」というわけではありません。だれにでも現れる正常範囲の脈の乱れから、早急にAED（自動体外式除細動器）と救急車を手配しなければならない危険な「心室細動《しんしつさいどう》」まで、さまざまな病態をまとめて不整脈といっています。

　近年、注目度が高く、本書でも詳しく取り上げるのは「心房細動《しんぼうさいどう》」という種類の不整脈です。危険な心室細動と字面はよく似ていますが、緊急性の高さはまったく異なります。

　心房細動は、ただちに命を奪うようなものではありませんが、放置すれば脳梗塞《のうこうそく》を引き起こしたり、ゆくゆくは心不全につながっていったりするおそれのある慢性かつ進行性の不整脈です。四〇歳代から徐々に増え始め、高齢になるほど有病率が高まります。超高齢社会の日本では、だれもがかかりうる病的な不整脈のひとつです。

　心房細動は、従来「治らない病気」であり、つきあっていくしかないものとされてきました。しかし、現在は違います。カテーテルアブレーションという手術を適切な時期に受けることで、完治させられるようになっています。

　一方で、すべての心房細動の患者さんに、この手術が必要というわけでもありません。これまでどおり、薬を上手に使ってコントロールしていくほうがよいと考えられる場合もあります。治療の選択肢が増えたぶん、患者さんの迷いは深まっているという面もありそうです。

　悔いのない選択のためには、自分の不整脈が、どのような種類のものであり、どんな特徴をもつのか、どう対応していけばよいのか、確かな知識が必要です。そのために、本書をお役立ていただければ望外の喜びです。

東京慈恵会医科大学循環器内科教授
山根 禎一

不整脈・心房細動がわかる本

脈の乱れが気になる人へ

もくじ

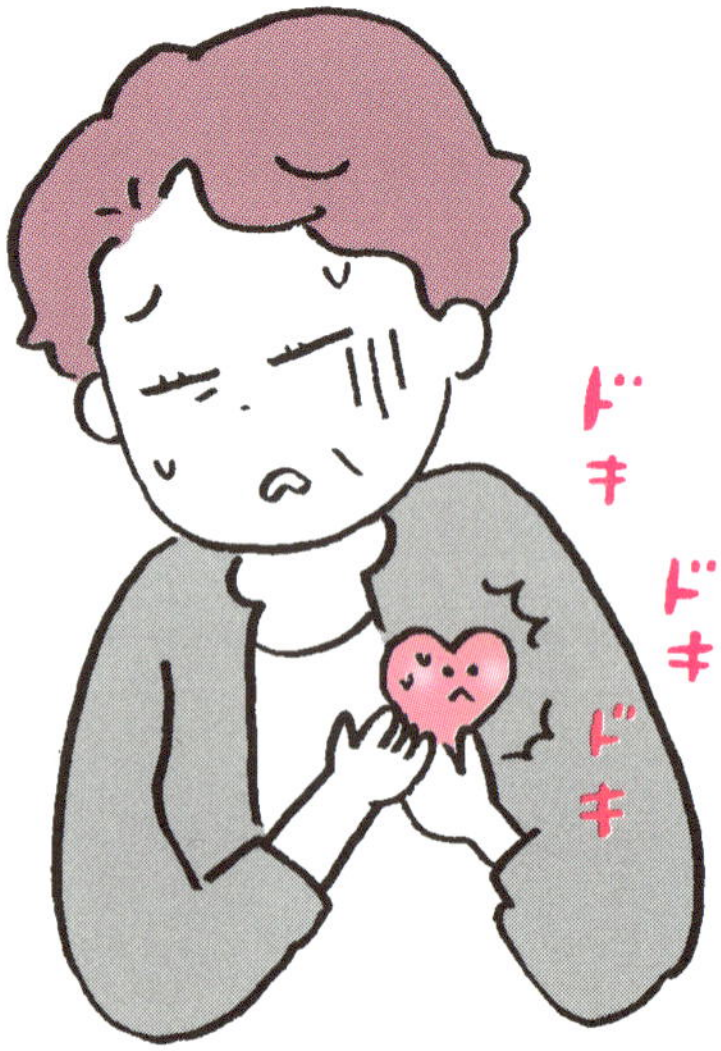

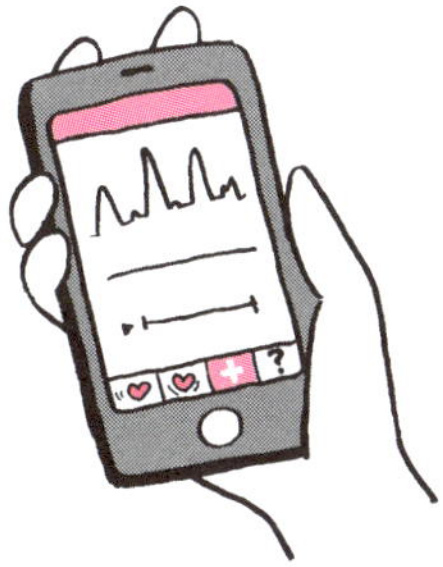

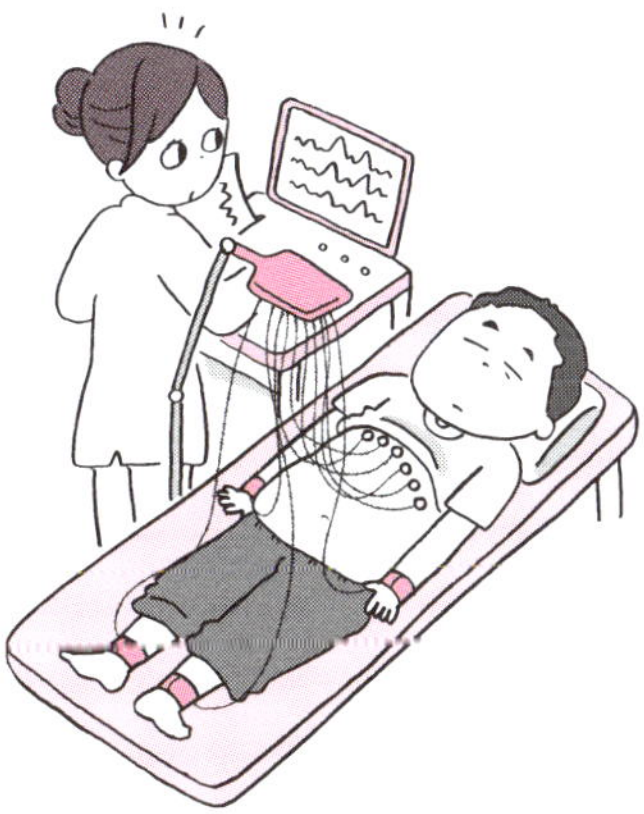

第3章 心房細動——ただちに危険はないが進行する

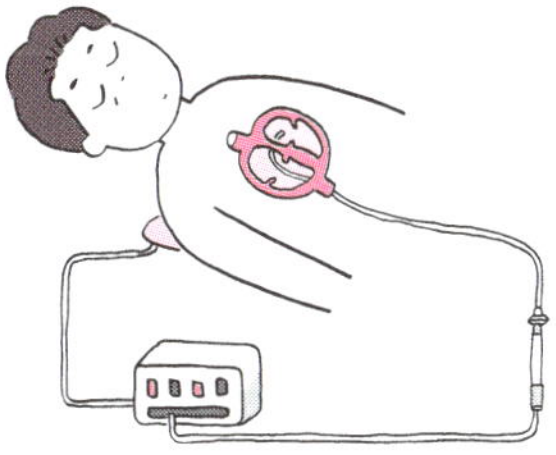

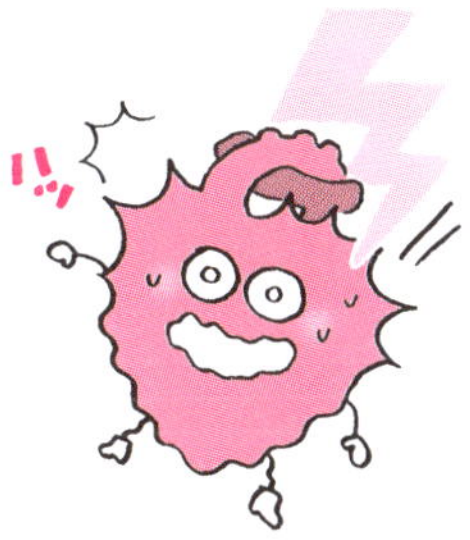

症状をチェック！

「脈の乱れ」はさまざまな現れ方をする

心臓の動きのリズムや速さに異常が起き、脈が乱れた状態を不整脈といいます。不整脈にはさまざまなタイプがあり、症状の現れ方も多彩です。あなたが気になっている症状は、不整脈によるものかもしれません。

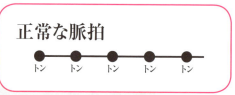

正常な脈拍

トン　トン　トン　トン　トン

脈のリズムや速さに異変が生じると……

脈拍の間隔が不規則になったり、脈の強弱が乱れたりするのが不整脈の症状です。弱い脈が不規則に生じると、脈が抜けたように感じることもあります。

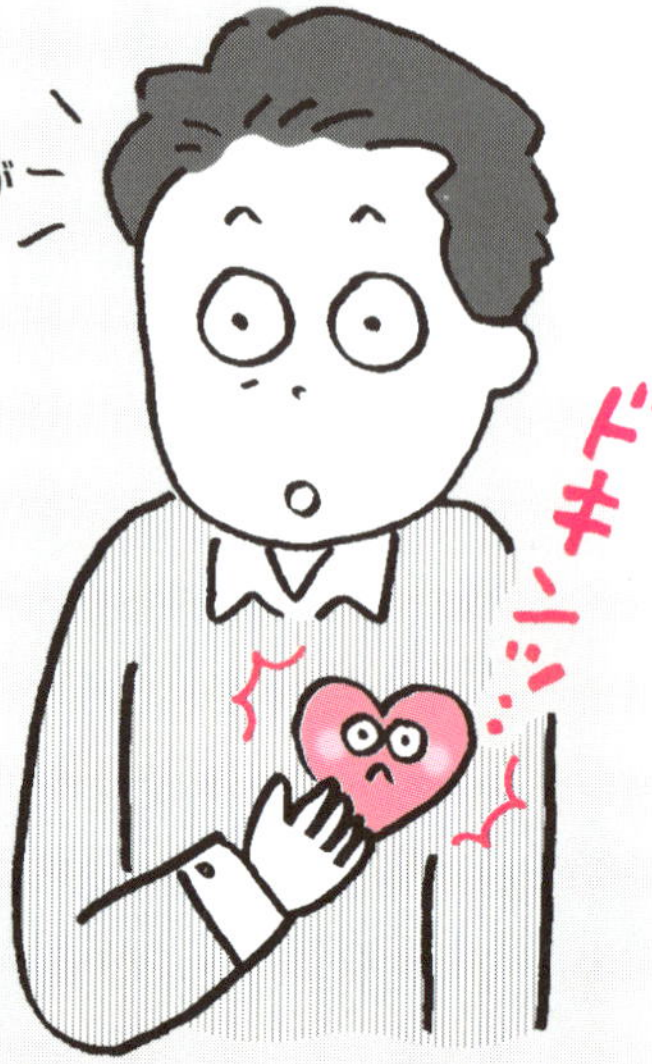

□ 脈が抜ける、飛ぶ

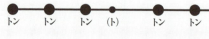

トン　トン　トン　(ト)　トン　トン

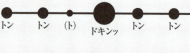

□ 心臓がドキンッとする

トン　トン　(ト)　ドキンッ　トン　トン

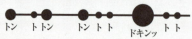

□ 脈が不規則で触れにくい

トン　トトン　トン　ト　ト　ドキンッ　ト　ト

□ 脈が速い

ト　ト　ト　ト　ト　ト　ト　ト　ト

□ 脈が弱い、遅すぎる

トン　トン　トン

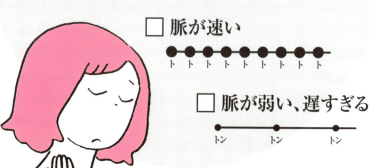

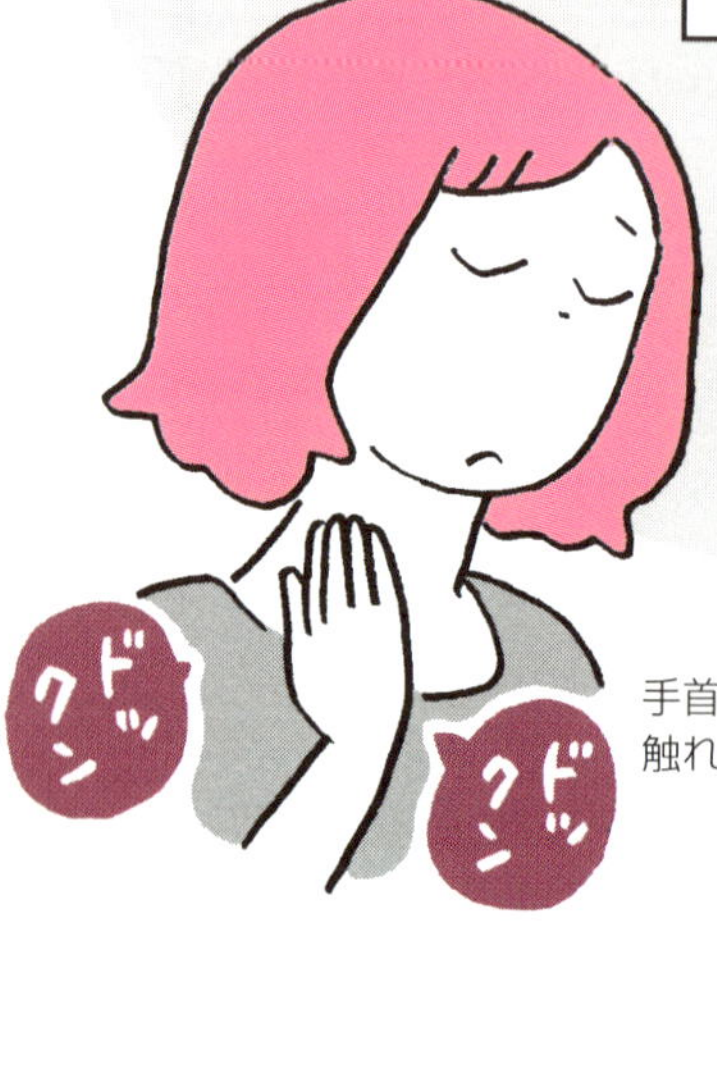

手首や首の動脈は、脈が触れやすいところ

自覚症状はないこともある

脈のリズムや速さに異常がみられても、とくに自覚症状はないということもあります。健診などで受けた心電図検査で「異常あり」と指摘された人は、自覚症状はなくても詳しい検査が必要です。

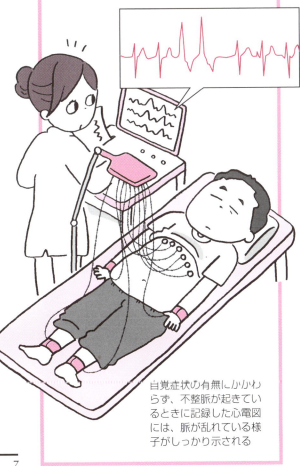

自覚症状の有無にかかわらず、不整脈が起きているときに記録した心電図には、脈が乱れている様子がしっかり示される

こんな症状も、じつは脈の乱れのせいかも!?

脈の乱れを自覚していなくても、下記のような症状があるときは脈拍をはかってみましょう。

- □ 息切れして苦しい
- □ 全身がだるい
- □ めまいがする
- □ 失神しそう

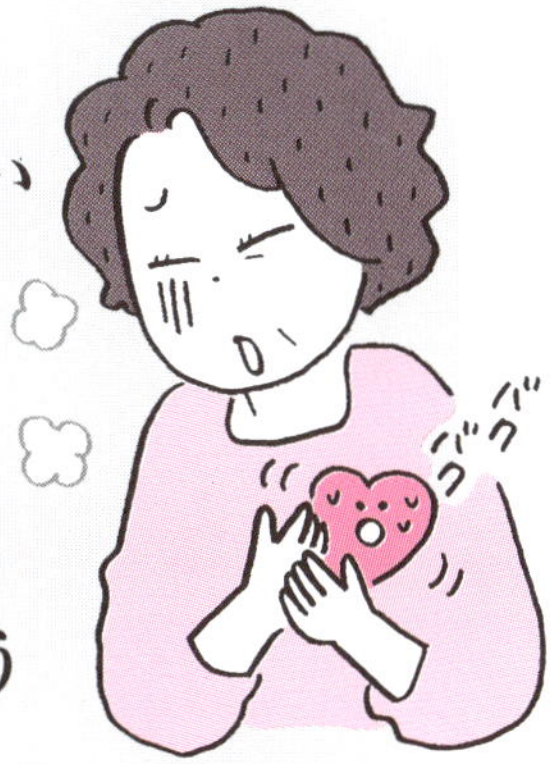

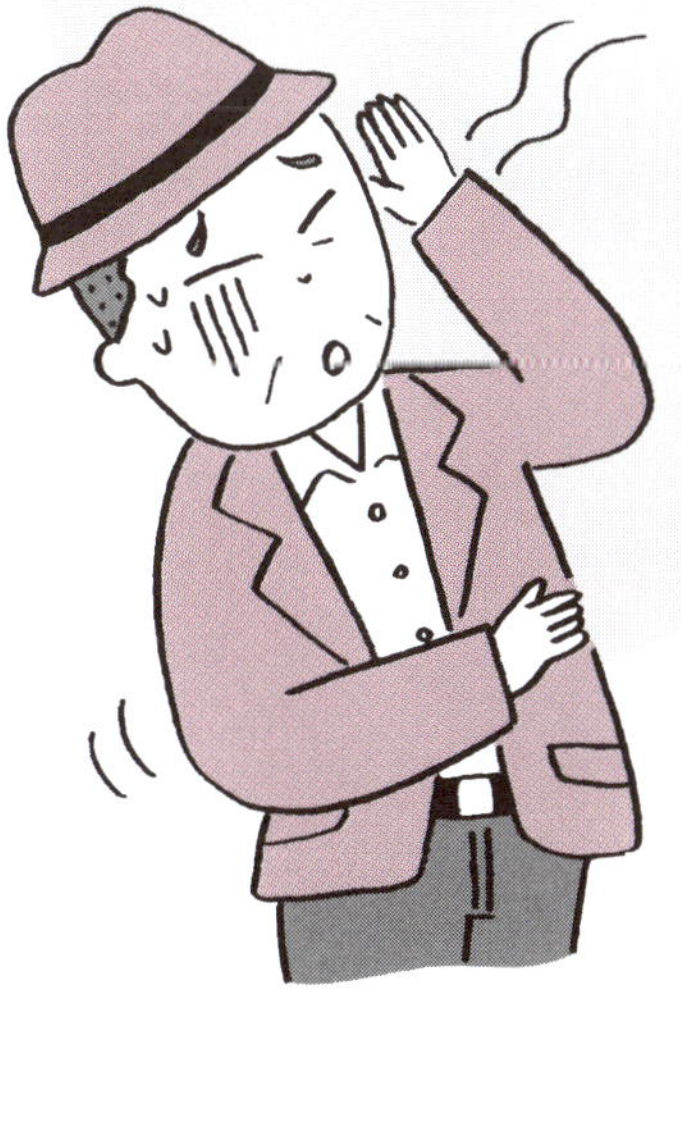

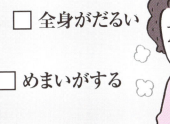

To-Doリストでチェック!

適切に対処するためにするべきこと

不整脈には、治療の必要はないものもあれば、早めに治療したほうがよいものもあります。自分自身の不整脈に詳しくなることが、適切に対処していくための基本です。

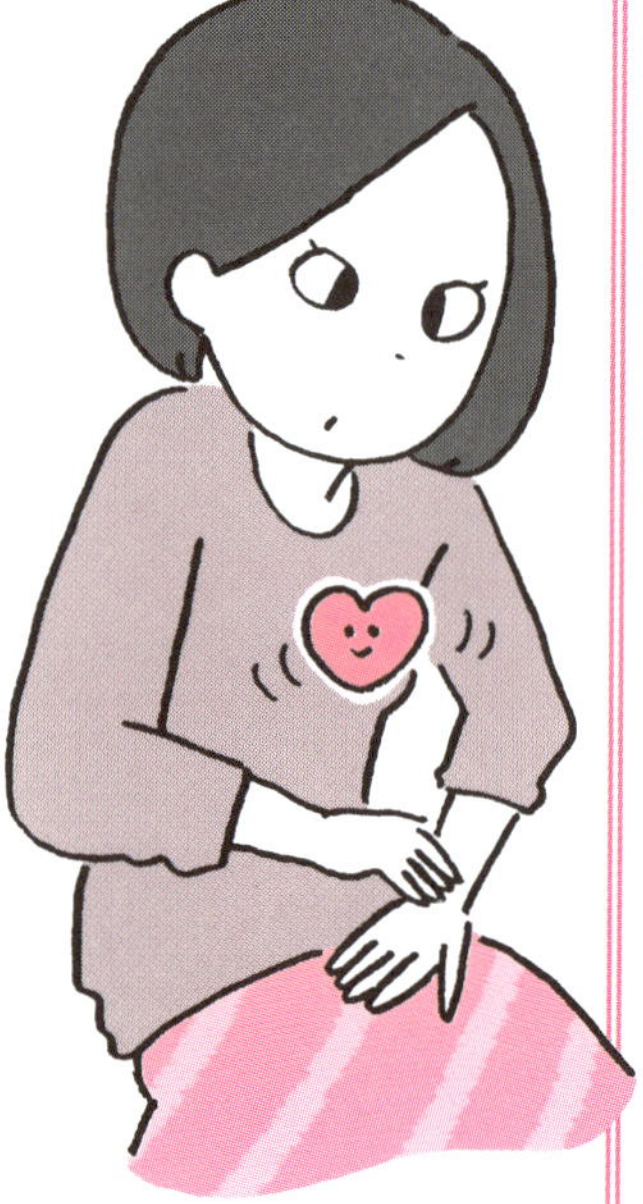

脈の乱れが気になる人のためのTo-Doリスト

不安を解消するために、あるいは手遅れにならないうちに異常に気づいて治療を始めるために、今できること、しておいたほうがよいことを着実に実行していきましょう。

- □定期的に健康診断を受けておく
- □ふだんから脈をはかる習慣をもつ
- □気になる症状が続くときは医療機関を受診する
- □自分の不整脈のタイプを確認しておく
- □治療が必要かどうか検討する

治療が必要なら……

- □どのような治療を受けるか決める
- □治療を始める

治療の必要がなければ……

- □生活上の注意点を学び、実践する

とくに年齢とともに増える「心房細動」というタイプの不整脈は、早期発見・早期治療が大切です。心臓を守るために、できることを続けていきましょう。

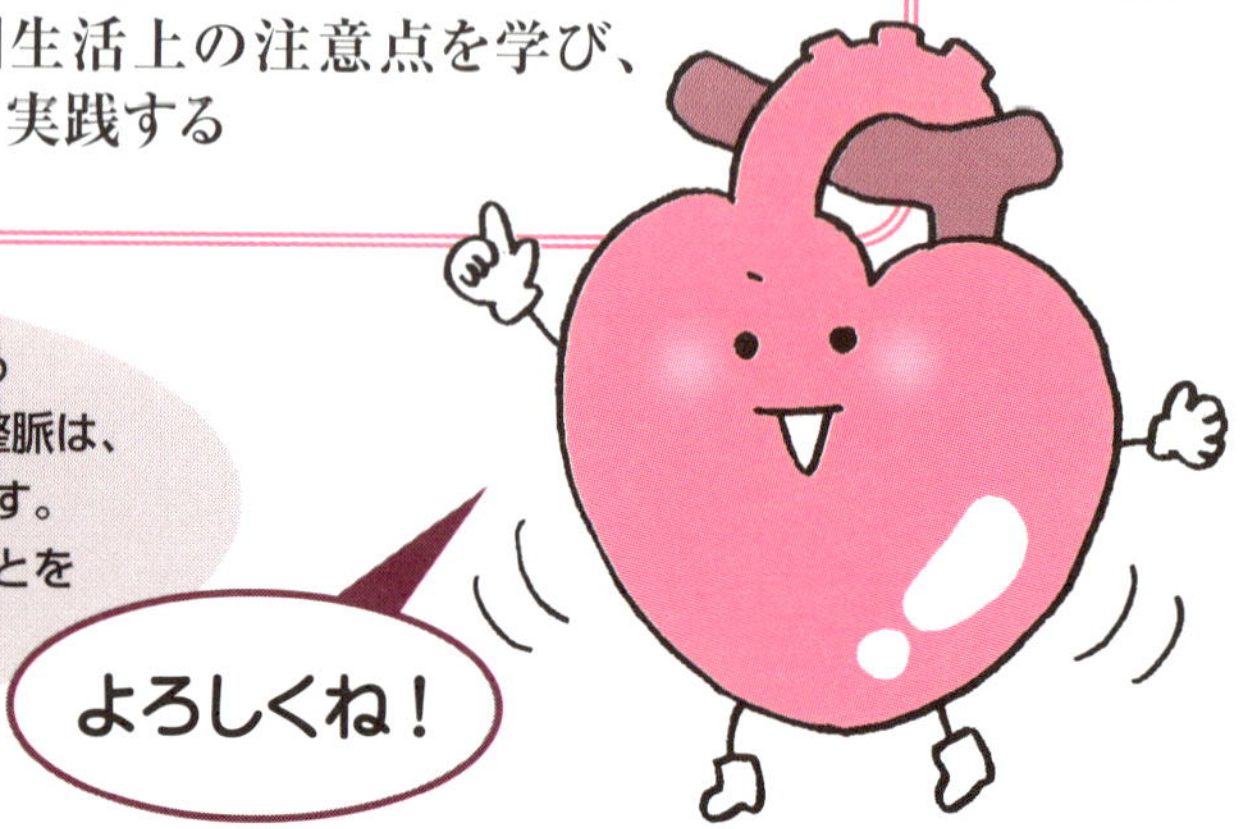

第1章

脈の乱れは普通のこと?

毎日24時間、心臓は休みなく動き続けています。
その動きに合わせて、動脈はトン、トンと脈打ちます。
脈の乱れは、心臓の動きが乱れたサイン。
よくあることではありますが、動きを乱す原因によっては、
放置しておかないほうがよいこともあります。

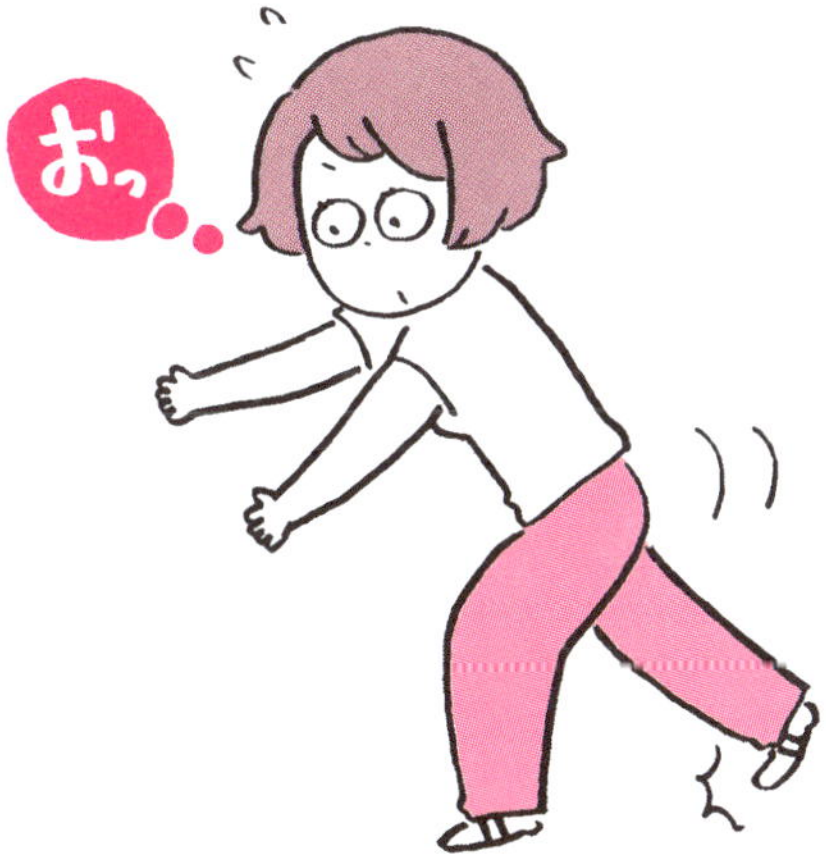

脈拍と心拍

脈は心臓の動きの現れ。一定のリズムを刻んでいる

人間の体で「脈」といえば、血管の規則的な動きのこと。血管が動くのは、心臓がギュッギュッとリズムよく血液を送り出しているから。動脈に伝わる心臓の拍動が脈拍として感じられるのです。

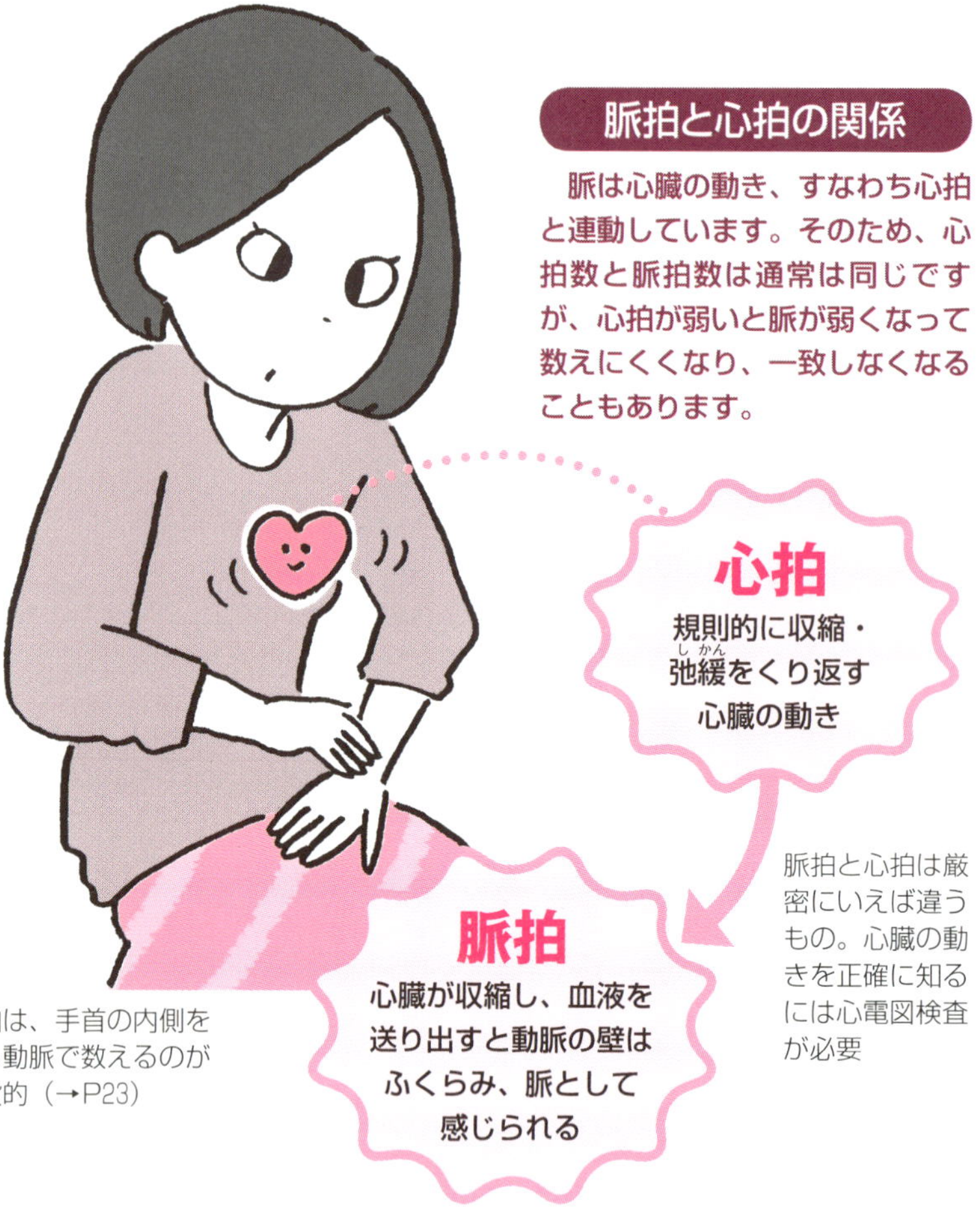

脈拍と心拍の関係
脈は心臓の動き、すなわち心拍と連動しています。そのため、心拍数と脈拍数は通常は同じですが、心拍が弱いと脈が弱くなって数えにくくなり、一致しなくなることもあります。
心拍
規則的に収縮・弛緩《しかん》をくり返す心臓の動き
脈拍
心臓が収縮し、血液を送り出すと動脈の壁はふくらみ、脈として感じられる

脈拍と心拍は厳密にいえば違うもの。心臓の動きを正確に知るには心電図検査が必要

脈拍は、手首の内側を通る動脈で数えるのが一般的（→P23）

通常の脈拍数は一分間に五〇〜九〇回程度

大人の脈拍数は、通常、安静時で一分間に五〇〜九〇回程度。心臓の規則正しい動きに合わせ、トン、トンと規則的に拍を刻んでいます。

運動しているときや、ストレスを感じているときなどは心拍数・脈拍数が増えますが、テンポアップするだけで、リズムは保たれているのが普通です。

脈拍が通常より極端に増えたり、逆に極端に少なくなったり、リズムが乱れたりする状態を不整脈といいます。不整脈が起きているときには、心臓の動きにもまた、通常とは違った乱れが生じています。

脈打つのは全身の動脈

私たちの体に張り巡らされた血管は、動脈と静脈に分けられます。心臓が体のすみずみの組織に向けて送り出した血液の通り道が動脈、体の組織から心臓に戻る血液の通り道が静脈。動脈は心臓の動きに合わせて脈打っています。

皮膚の近くを通っているいくつかの動脈は、指で触れると脈打っている様子がわかりやすい

▼脈が触れやすいところ

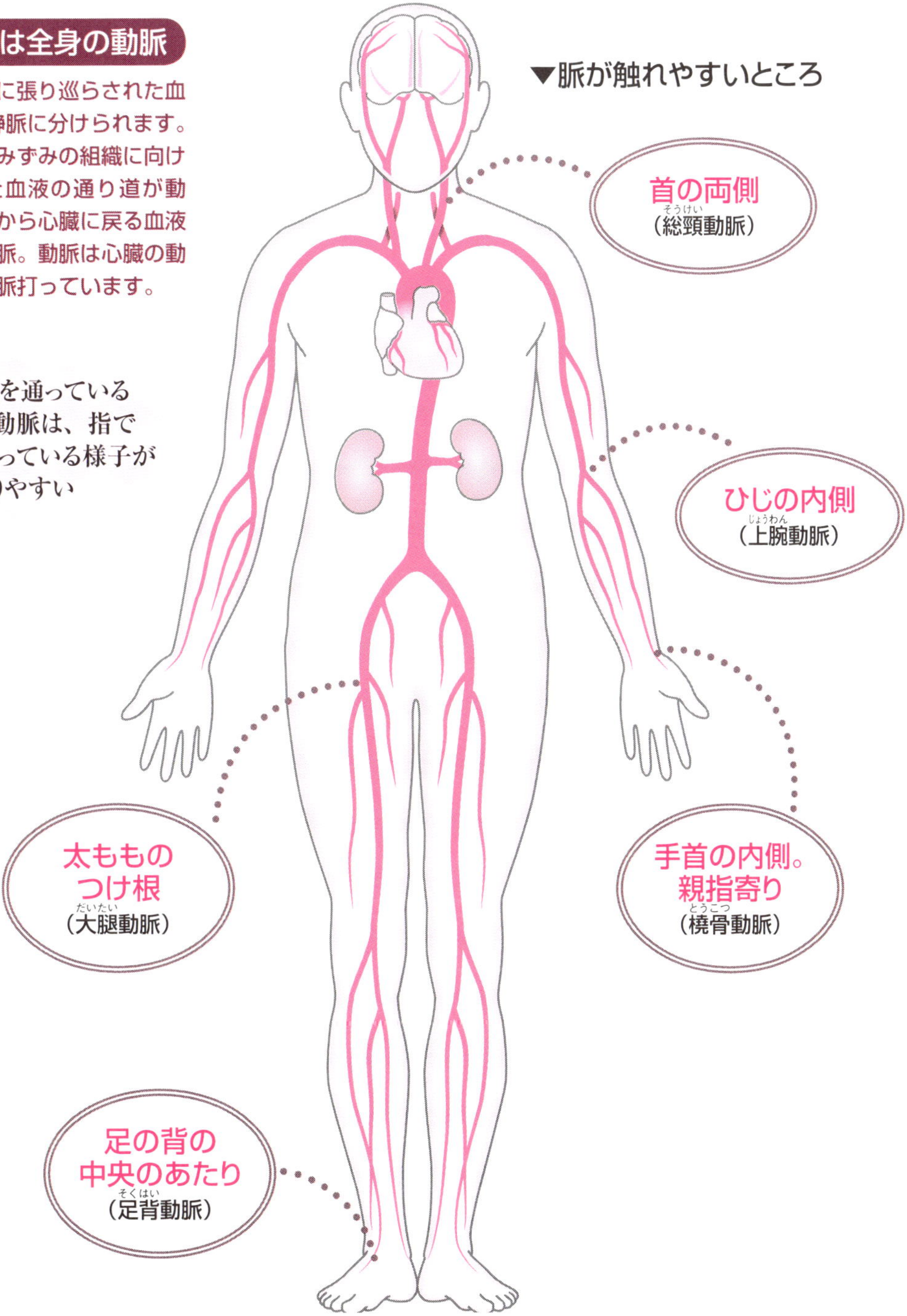

心臓の四つの部屋は収縮をくり返している

心臓の動きに乱れが生じると、脈の乱れ、すなわち不整脈が生じます。では、心臓は本来どんな動きをしているのでしょう？　まずは心臓が動くしくみを理解しておきましょう。

心臓を起点に血液は全身を巡る

心臓は、体内の血液循環を生み出すもとになる重要な臓器です。心臓全体は握りこぶしくらいの大きさで、内部は上下左右４つの部屋に分かれています。

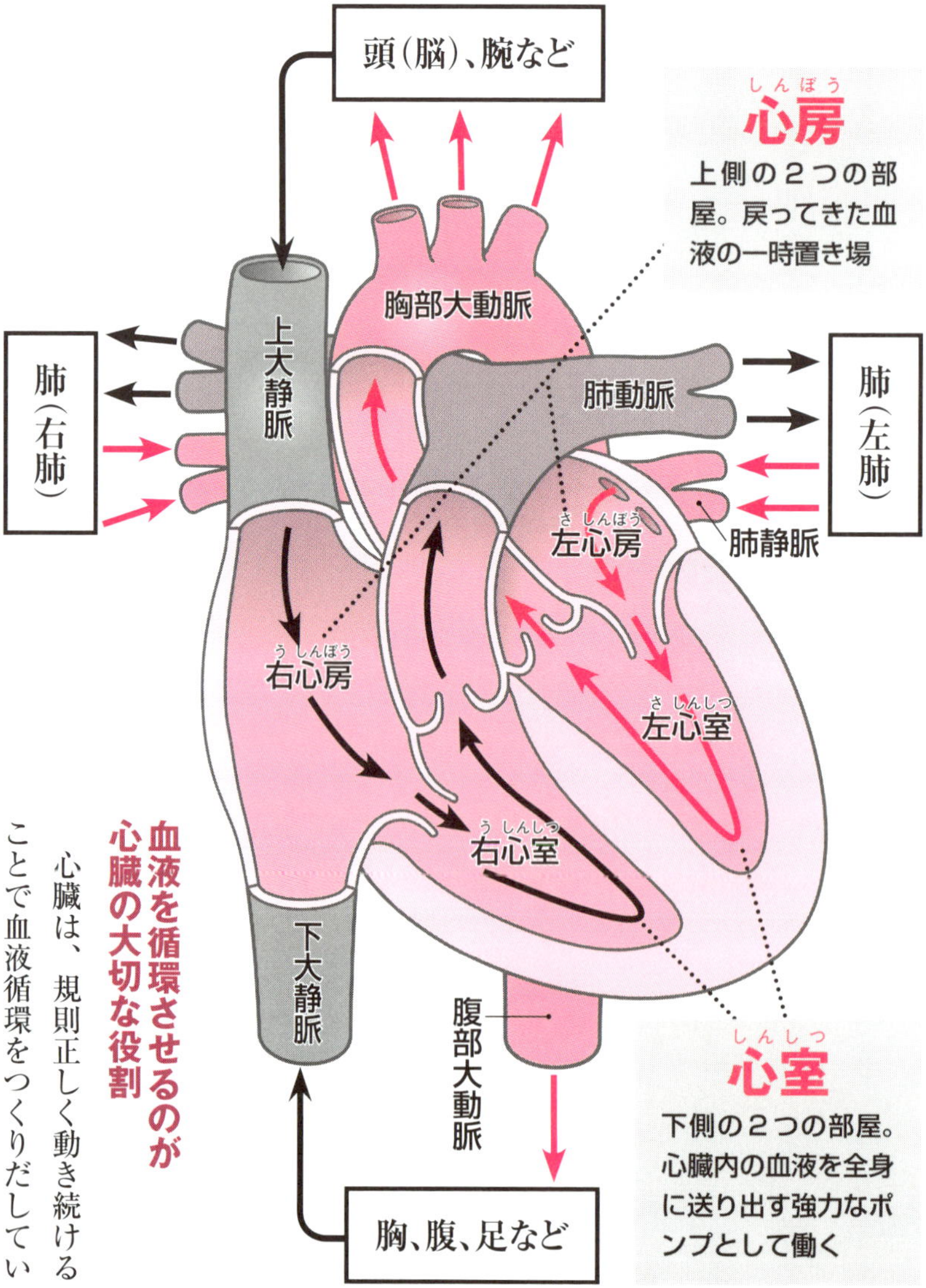

血液を循環させるのが心臓の大切な役割

心臓は、規則正しく動き続けることで血液循環をつくりだしてい

ポンプ作用が働くしくみ

心臓の４つの部屋は筋肉で囲まれています。心臓の筋肉、すなわち心筋がリズミカルな収縮をくり返すことで、心臓内の血液は全身に送り出され、再び心臓に戻ってきます。

とくに心室の壁をつくる心筋は厚く強靭《きょうじん》です。全身のすみずみまで血液を届けるためには、強い収縮力が必要だからです。

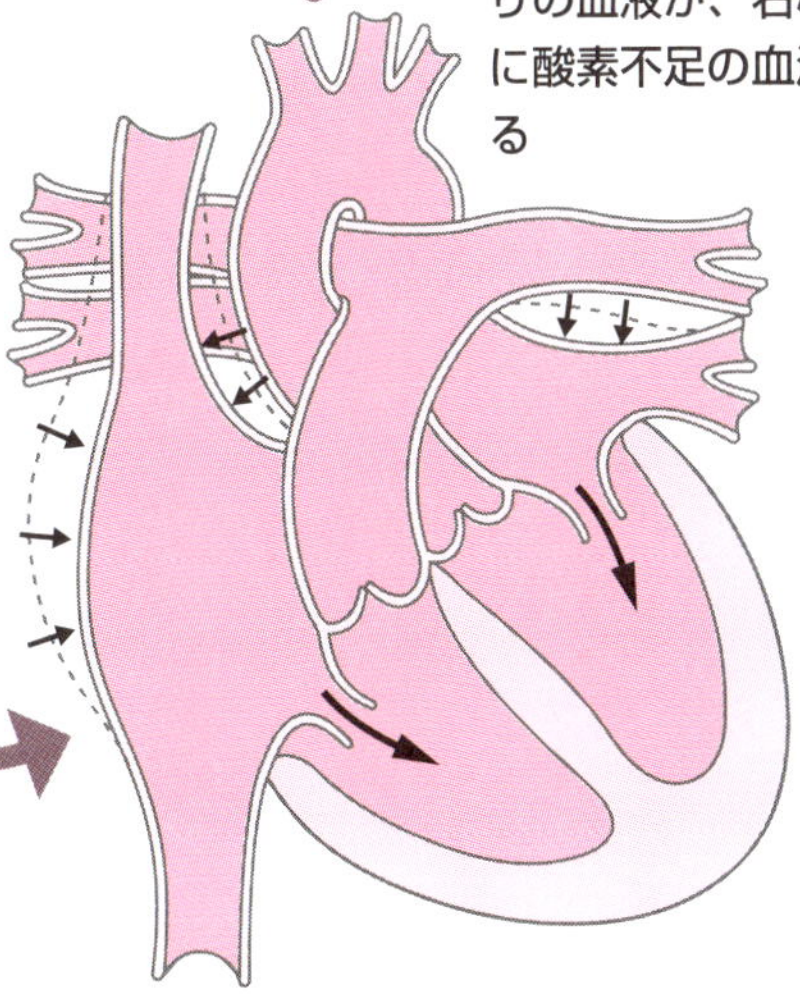

①心房が収縮し、心室に血液を送る

左心房から左心室に酸素たっぷりの血液が、右心房から右心室に酸素不足の血液が送り出される

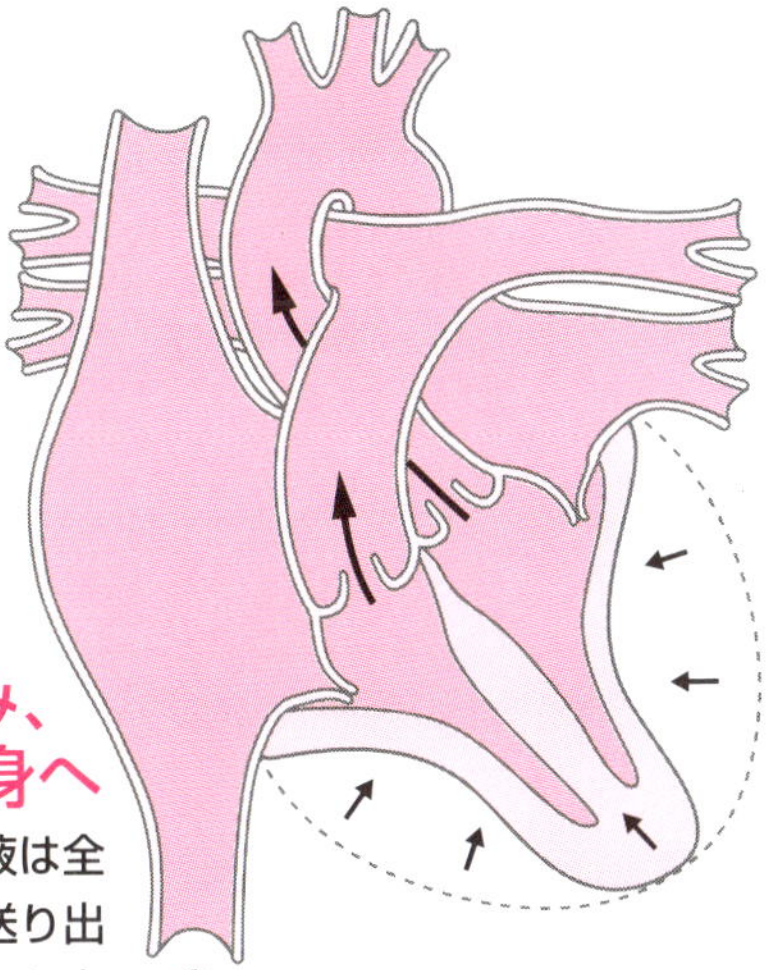

②心室が縮み、血液は肺や全身へ

左心室にたまった血液は全身に通じる大動脈へ送り出され、右心室にたまった血液は肺へと向かう

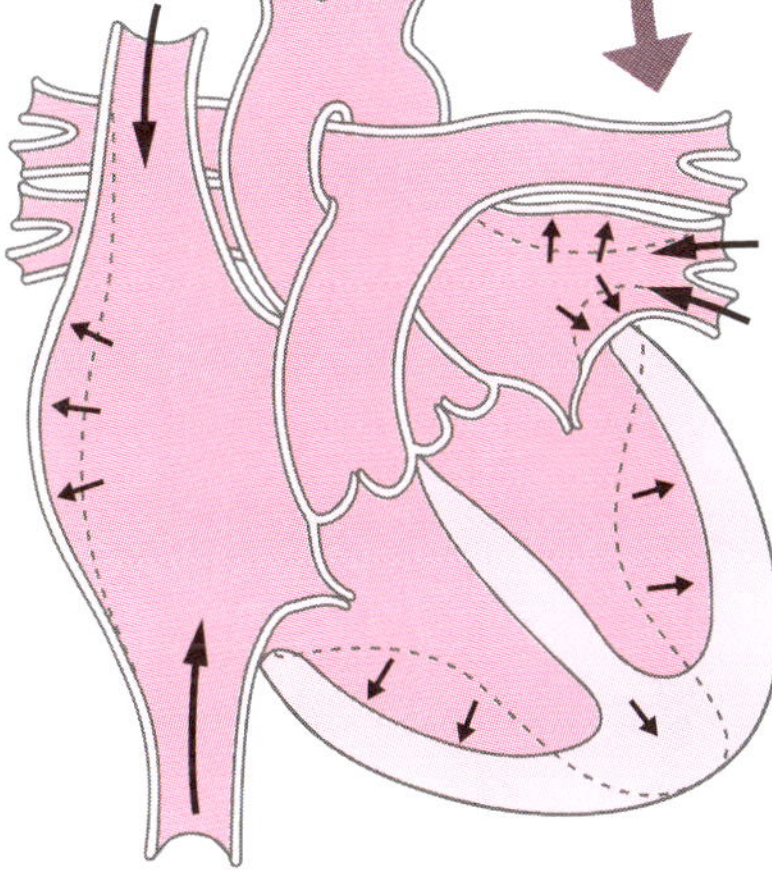

③心房･心室が広がり、肺や全身から血液が戻ってくる

左心房には肺から戻ってきた酸素たっぷりの血液が流れ込み、右心房には体の各所から戻ってきた血液が流れ込む

ます。血液が循環しなければ、全身の細胞は酸素や栄養素を得られず、不要なものを体外に排出することもできません。心臓の動きが止まれば血液循環も止まり、やがて死に至ります。

命にかかわる重要な役割をもつ心臓の動きに、なんらかの異変が生じたときに現れるのが不整脈です。

不整脈がみられる場合には、心臓のどこに、どんな動きの異常が起きているのかを確かめておく必要があります。

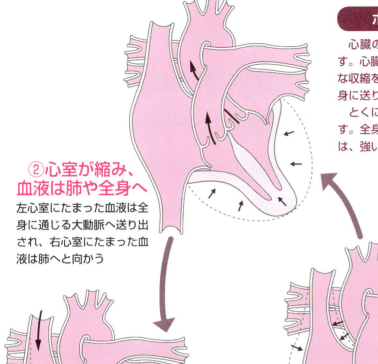

不整脈が起きるわけ

心臓を動かす電気信号が乱れると脈も乱れる

心臓の動きは、心筋が収縮をくり返すことでつくりだされます。心筋は電気の刺激で動くもの。電気信号の発生・伝達に問題が生じると心臓の動きは乱れ、不整脈が起きてきます。

心臓は電気の刺激で動く

右心房にある洞結節が一定のリズムで発する電気信号が、心臓の規則正しい動きをつくるもと。電気信号は心房、心室へと伝わり、心筋の収縮を引き起こします。

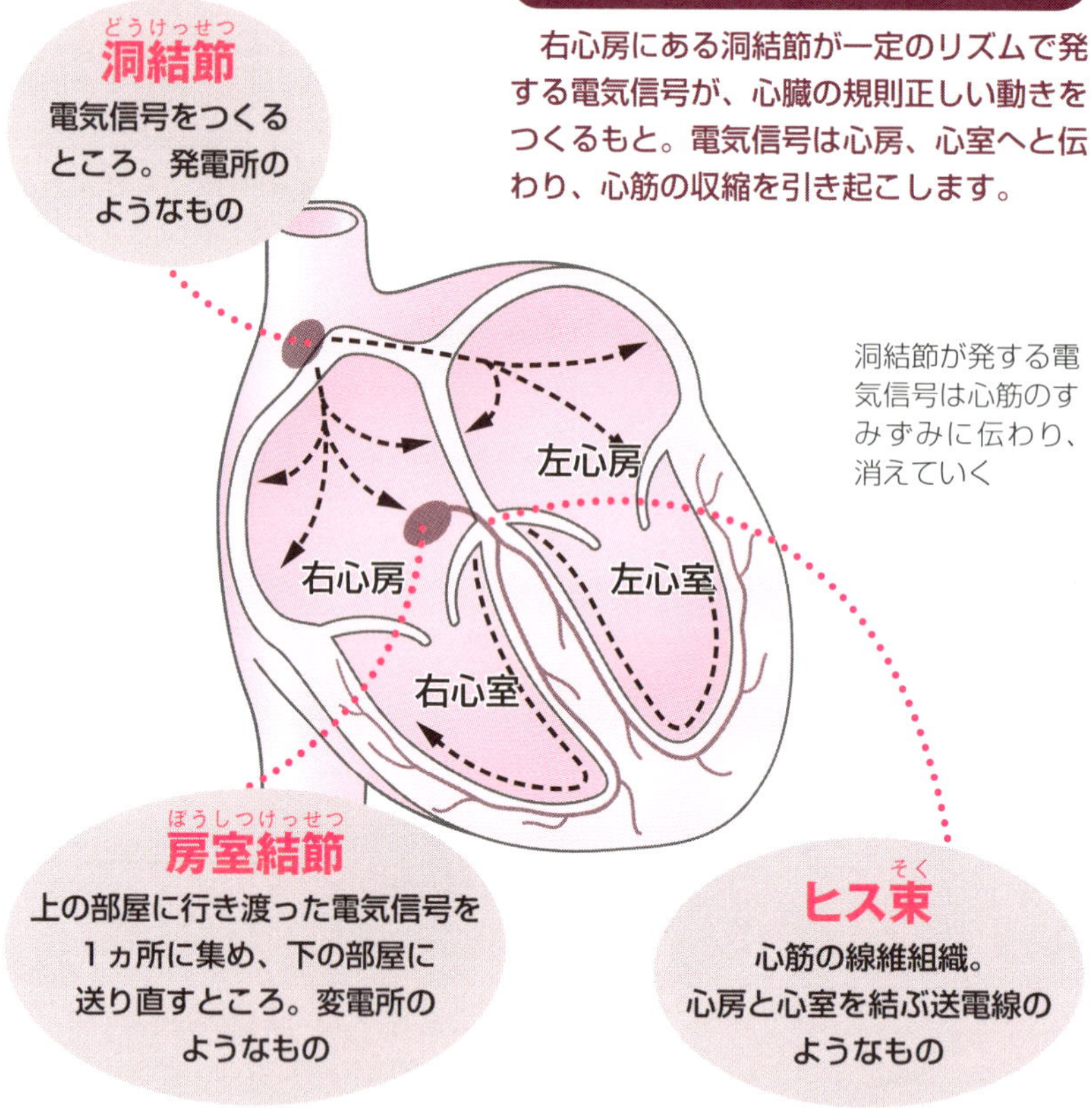

洞結節《どうけっせつ》
電気信号をつくるところ。発電所のようなもの
左心房

左心室
右心室

洞結節が発する電気信号は心筋のすみずみに伝わり、消えていく

房室結節《ぼうしつけっせつ》
上の部屋に行き渡った電気信号を１ヵ所に集め、下の部屋に送り直すところ。変電所のようなもの
ヒス束《そく》
心筋の線維組織。心房と心室を結ぶ送電線のようなもの

心臓そのものに問題があるとはかぎらない

心臓は、電気信号の合図にしたがって収縮・拡張をくり返しています。電気信号が決まった場所から規則正しく発せられ、決まった経路でスムーズに伝わることで、規則正しい動きが生じます。

不整脈があると「心臓の病気ではないか」と不安を覚えるかもしれません。たしかに心筋などに不具合があれば心臓はうまく動かず、不整脈が起きやすくなります。

ただ、不整脈があるからといって心臓そのものに問題があるとはかぎりません。実際には、電気的な問題が心臓の動きを乱し、脈を乱す原因になっていることが多いのです。

電気信号は乱れやすい

不整脈は「心臓の動き方」の問題です。心臓の動きをコントロールする電気信号は、さまざまな原因で乱れやすいため、不整脈自体は、めずらしいことではありません。

一時的な不具合

原因ははっきりしないが、一時的に電気の流れが滞ったり、洞結節以外のところから電気信号が生じたりすることがある

心臓そのものの不具合

心筋の故障（心筋症、心筋梗塞など）、血液の出入り口となる弁の故障（弁膜症）など、心臓そのものに不具合があると、電気信号が届いてもうまく動かない。異常な電気信号が生じる原因になることもある

経年変化による不具合

年齢が高くなるにつれ、電気系統に慢性的な不具合をかかえるようになることも多い

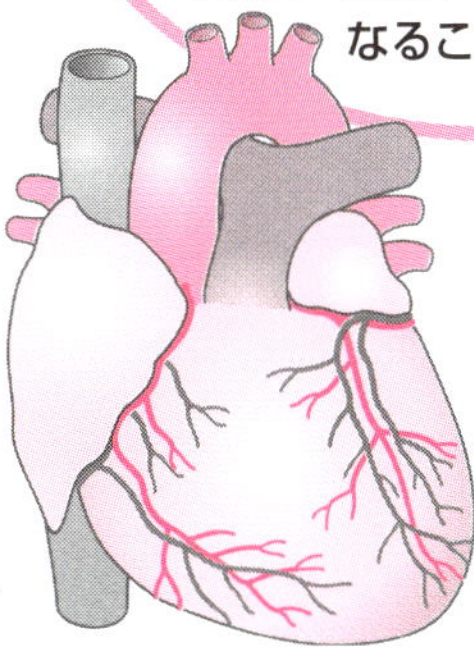

電気信号の乱れ

電気信号の発生・伝達に問題が生じる

心臓以外のところに生じた不具合の影響

心臓の動きは各種ホルモンの影響も受ける。甲状腺の病気でホルモンバランスが崩れている場合などに不整脈が起きやすくなることもある

心臓が収縮するリズムに乱れが生じる＝不整脈

●脈が異常に速くなったり遅くなったりする
●脈拍のリズムが一定ではなく、不規則になる

不整脈があるとき

一瞬の症状はだれにでも起きる普通のこと

不規則に生じ、一瞬で終わる脈の乱れは、多くの人に起きています。予期されるタイミング以外のところで心臓の収縮が起きるもので、期外収縮といわれます。

瞬間的な乱れで起きやすい症状

心臓が収縮するリズムがわずかに乱れる期外収縮の症状には、次のようなものがあります。

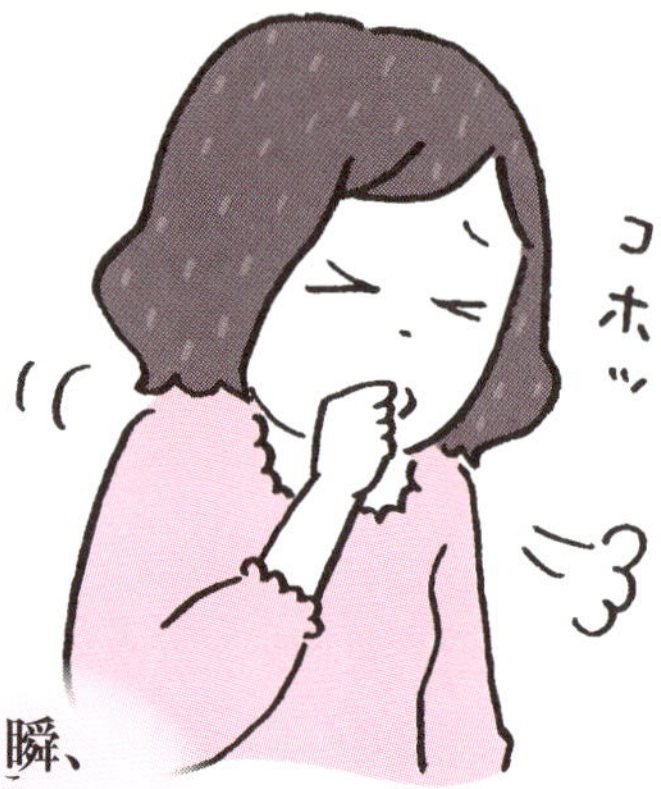

ふいにのどがクッと詰まったような感じがする

一瞬、咳《せ》き込《こ》んでしまう

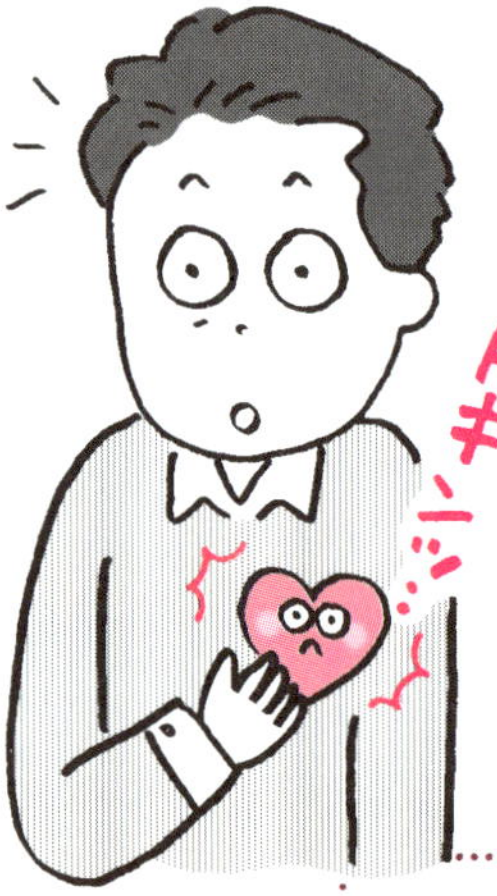

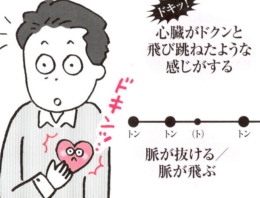

ドキッ!

心臓がドクンと飛び跳ねたような感じがする

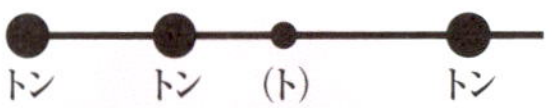

脈が抜ける／脈が飛ぶ

収縮のタイミングが早すぎて送り出す血液の量が少なくなると、脈が飛んだように感じる。そのあと拍出量が増えたときには、動悸を感じることもある

気づいていなくても多くの人に起きている

健康な人でも1日のうち数十回は、期外収縮が起きているといわれます。多い人では1日に数千、数万回にのぼることもあります。

「自分は関係ない」と思っていても、じつは気づいていないだけかもしれません。

拍動は一日約一〇万回。乱れることもある

心臓の拍動は、通常一日に一〇万回程度といわれます。運動時には拍動を速めて血液循環を促進するなど、体の状態に合わせて何十年とコンスタントに働き続けてくれるのが、心臓という臓器です。

四六時中働き続けるなかで、心

軽いつまずきのようなもの

ふだん、心臓は一定のリズムでテンポよく動き続けています。その最中に起きる期外収縮は、調子よくウォーキングをしている最中に歩調が一瞬乱れるようなもの。軽くつまずいたくらいで歩けなくなることはないように、期外収縮をきっかけに、心臓が止まることはありません。

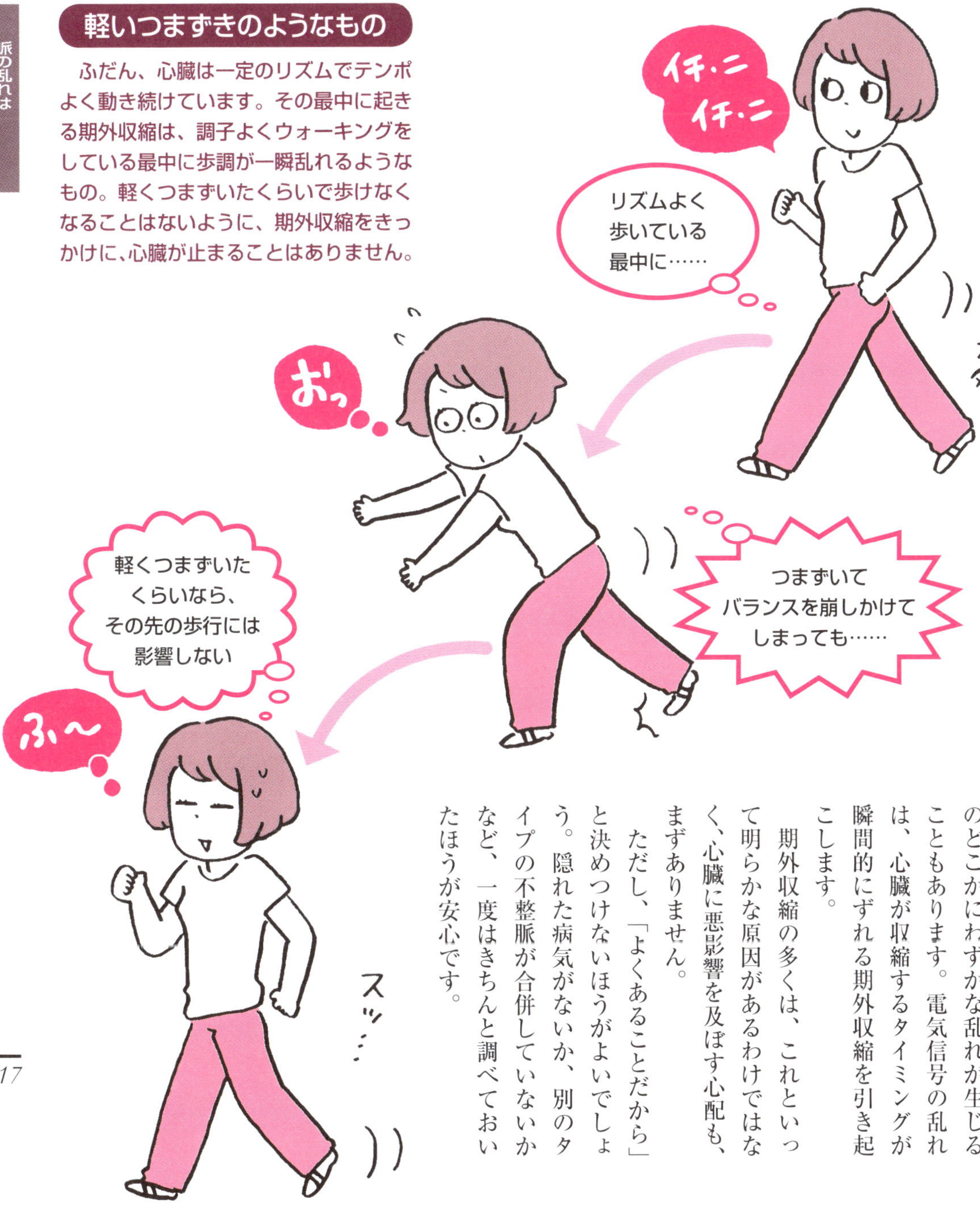
イチ・ニ
イチ・ニ
リズムよく歩いている最中に……
スタスタ
おっ
つまずいてバランスを崩しかけてしまっても……
軽くつまずいたくらいなら、その先の歩行には影響しない
ふ〜
スッ…

筋を動かす電気信号の発生、伝達のどこかにわずかな乱れが生じることもあります。電気信号の乱れは、心臓が収縮するタイミングが瞬間的にずれる期外収縮を引き起こします。

期外収縮の多くは、これといって明らかな原因があるわけではなく、心臓に悪影響を及ぼす心配も、まずありません。

ただし、「よくあることだから」と決めつけないほうがよいでしょう。隠れた病気がないか、別のタイプの不整脈が合併していないかなど、一度はきちんと調べておいたほうが安心です。

不整脈があるとき

持続する症状や、めまい・失神に要注意

不快な症状が起きるとなかなか消えなかったり、たびたび起きたりする場合には、放っておくのは危険です。治療の必要がないか、医療機関で調べておきましょう。

安静時の脈拍数が多すぎる／少なすぎる

安静にした状態で１分間の脈拍数が100回を超えていたり、逆に50回に満たなかったりするようなら要注意。その状態が続く場合は、医療機関で相談を。

脈のとり方は23ページ参照

1日に何度も不快な症状に見舞われる

脈が飛んだり、動悸を感じたりする症状の一つひとつは短時間で終わるものでも、１日に何度も現れたり、以前より増えたように感じている場合には受診してください。

動悸が続く

心臓の動きが不安定になると、激しい運動をしたわけでもないのに、心臓がドキドキして息苦しくなることがあります。安静にしていてもおさまらないようなら、原因を確かめておきましょう。

息苦しくなって気が遠くなる

心臓の動きが乱れ、血液を十分に送り出せない状態になると、めまいや失神が起きてくることがあります。

見過ごさないほうがよいサイン

不整脈が疑われる症状が長引いていたり、何度も起きたりするようなら、「よくあること」とはいえません。一度、心臓の状態を詳しく調べてもらいましょう。

なにが電気信号を乱す原因か調べておく

心臓を動かす電気信号が乱れた状態が続くと、脈の乱れは長引き、症状がなかなかおさまらなかったり、めまい・失神などの全身症状を引き起こすもとになったりします。

なぜ電気信号が乱れた状態が続

くのかは、心臓だけでなく全身の状態を調べてみないと、はっきりしたことはわかりません。電気系統のトラブルだけという場合でも、どこにどんなトラブルが生じているのかによって、適切な対応のしかたは変わってきます。

気になる症状が続くようなら、隠れた病気の有無を含め、詳しい検査を受けて原因を確かめておくことが必要です。

なにが原因か確かめておこう

脈の乱れは、直接的には電気信号が乱れることで生じます。電気信号の乱れをまねく原因はいろいろあり、原因が違えば適切な対応策も違ってきます。

心臓を養う血管(冠動脈)や心臓そのものの異常なら……

狭心症や心筋梗塞、心臓弁膜症、心肥大などの心臓の病気がないか確認を。心臓の病気が見つかった場合には、再発・進行を防ぐための治療が必要です。

電気系統のトラブルなら……

明らかな病気はなくても、電気系統のトラブルが起きやすくなることはあります。不整脈のタイプを知るには、トラブルのありかを明らかにしておくことが必要です。

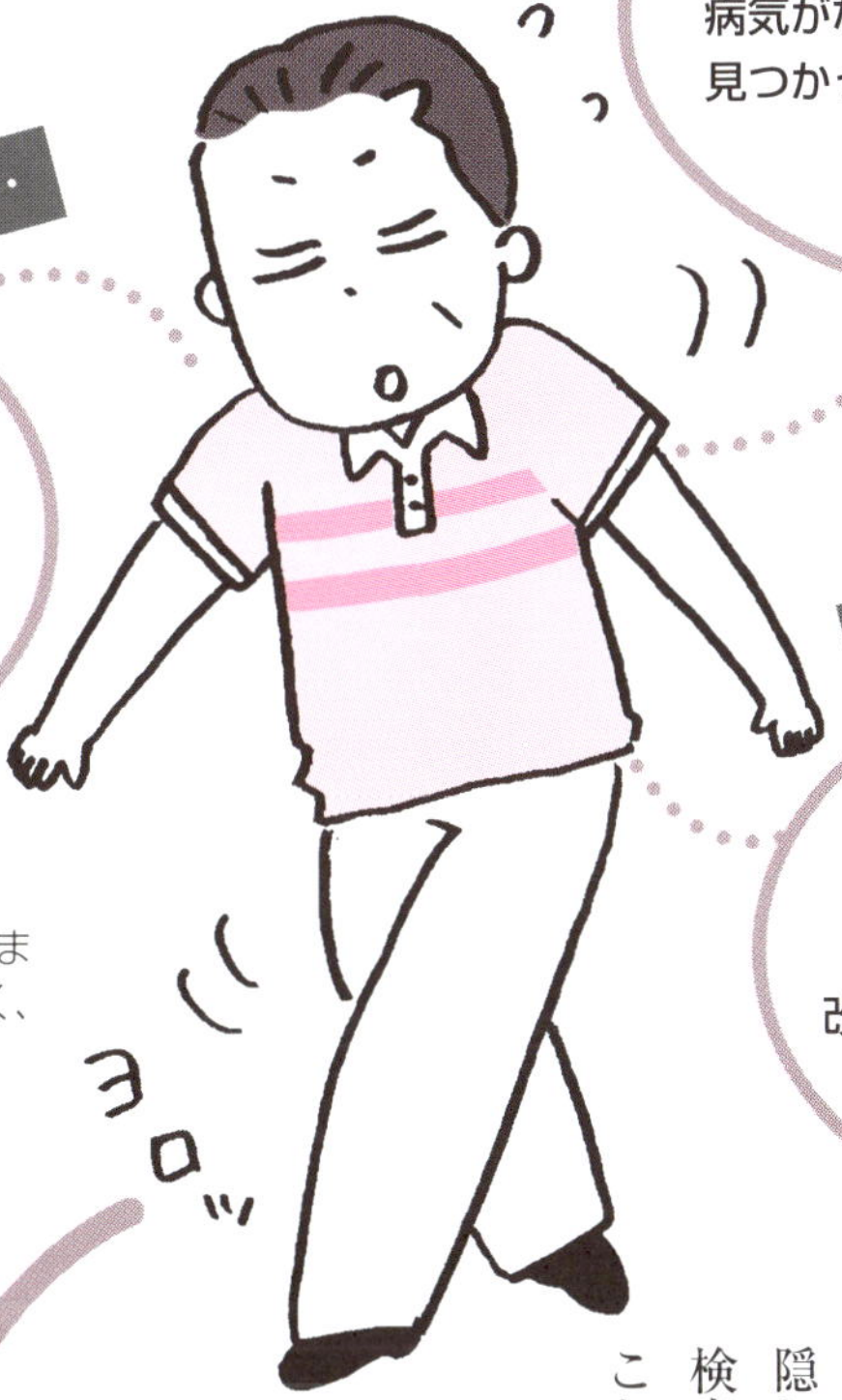

不具合をかかえたままでは歩きにくく、歩調も乱れやすい

隠れた病気の影響なら……

甲状腺の病気などの影響で起きている不整脈は、もとの病気を治さなければ改善しません。高血圧、糖尿病、喫煙の習慣などが影響していることもあります。

医療機関でチェック!

気になる症状があれば早めに医療機関へ。原因やタイプがわからないと、適切な対策は講じられない

(→第2章)

なにが危険？

一部の不整脈は脳梗塞・心不全・突然死の原因に

不整脈という呼び名は、脈に乱れがある状態を指しているだけで、心臓に起きていることはいろいろです。なかには早めに治療したほうがよい場合もあります。

「不整脈」といっても危険度はいろいろ

不整脈にはさまざまなタイプがあります。ときに命にかかわる事態が生じている現れとして、不整脈が起きてくることがあります。

危険度 低

寿命を縮めるおそれはない

治療してもしなくても寿命には影響しない

期外収縮／症状のない洞不全症候群や房室ブロック など

脳梗塞
→第3章へ

心臓の機能低下
（心不全）
→第3章へ

危険度 中

将来的には寿命を縮めるかもしれない

それ自体で命を落とすような危険性はないが、放置しておくと悪影響が現れやすい

心房細動／心房粗動／洞不全症候群 など

危険度 高

命にかかわる危険性がある

すぐに止める処置をおこなわないと血液循環が止まってしまうおそれがある

心室細動／心室頻拍の一部／房室ブロックの一部 など

心臓突然死
→第4章へ

不整脈のタイプについては第2章参照

危険度の高い不整脈には適切な治療が必要

治療する必要のない不整脈が多いとはいえ、なかには命を脅《おびや》かすおそれをもつものもあります。

たとえば、異常な電気信号によって心室の筋肉がけいれんを起こしたり、逆に電気信号がなんらかの原因で途絶えてしまったりすれば、心臓はポンプの役目を果たせなくなってしまいます。いずれも、そのまま回復しなければ死に至ります。

ポンプ作用は保たれていても、心臓の動きが悪くなればさまざまな問題が起きてきます。血液の流れが悪くなると血栓《けっせん》ができやすく、脳梗塞をまねく原因になるおそれもあります。

危険度の高い不整脈には、適切な治療が必要です。

覚えておきたい

脳梗塞の発症サイン「FAST」

脳梗塞が起きてはじめて不整脈があったとわかる場合もあります。脳梗塞で命を落としたり、後遺症に悩まされたりしないために、危険サインを覚えておきましょう。

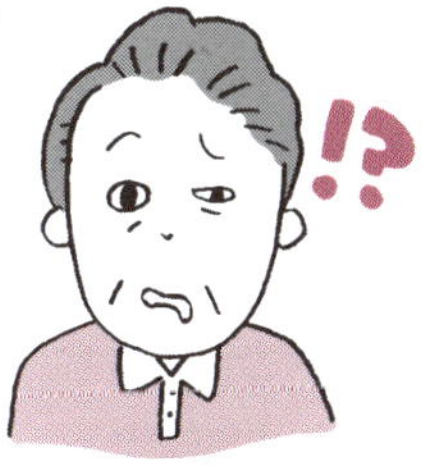

Face：顔に現れるサイン

半身マヒの現れのひとつ。笑顔をつくろうとしたり、「イー」と発音しようとしたりしても、片側の口角が上がらない

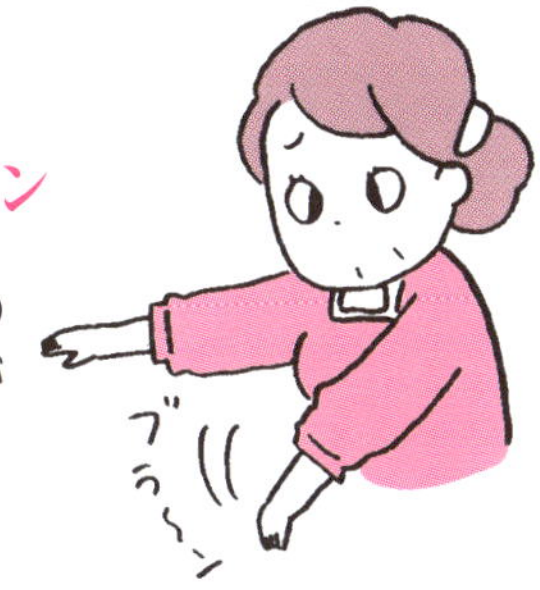

Arm：腕に現れるサイン

両腕をまっすぐ前に伸ばしたままの状態を維持できず、片方の腕だけが下がってきてしまう

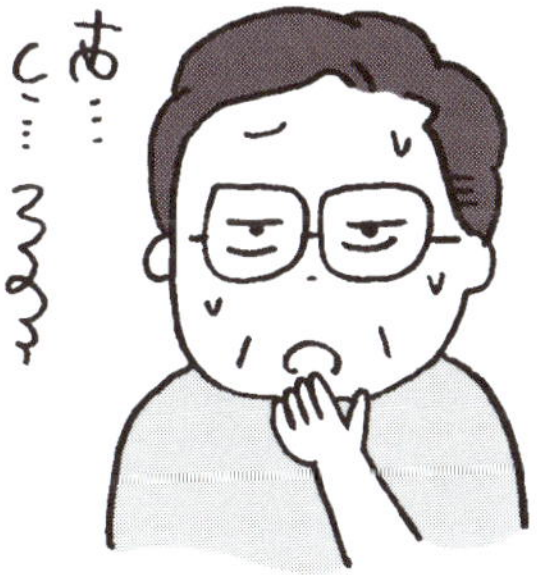

Speech：言葉に現れるサイン

簡単な短い文でも舌がもつれて話せない。話そうとしても言葉が出てこない

Time：一刻も早く！

すぐに119番に連絡。救急車で受診を

はかってみよう

日々の「検脈」で治しやすい時期に見つけよう

検脈とは聞きなれない言葉かもしれませんが、要は脈拍のチェックということ。不整脈のなかには早期治療が望ましいものもあります。毎日の検脈が早期発見の鍵になります。

ダブルチェックで早期発見

治療が必要な不整脈を早い段階で見つけるには、定期的な健康診断だけでなく、日々のセルフチェックを続けることが大切です。

ふだんの生活のなかで……

脈拍のセルフチェックを続ける

脈拍数が多すぎたり少なすぎたりしないか、脈のリズムに乱れがないかを確認しよう

症状が現れたときは、その場ですぐにチェック！

年1回の健康診断で……

心電図検査を受ける

自覚症状がなくても不整脈が起きていることはある。自分で気づきにくい異変が見つかる可能性がある

異常があれば循環器内科を受診する

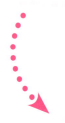

脈拍数などを記録して持参するとよい

（→第2章）

年一回の健診では見逃されてしまうことも

脳梗塞の原因になることもある心房細動は、放っておかないほうがよい不整脈の代表格といえます。放置しておけば悪影響が現れやすく、また治りにくくなっていきます。しかし、早期の段階ではたまにしか起こらず、年一回の健診では見逃されてしまうこともあります。

そこで大切なのが毎日の検脈です。とくに参考になるのは、自覚症状が現れたときの脈拍数や脈のリズムの様子です。あわてず脈をとり、異常があれば医療機関にかかりましょう。もちろん心房細動以外の不整脈の早期発見にも、セルフチェックは有効です。

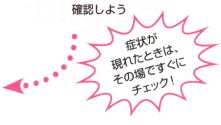

脈拍チェックの方法は?

時計さえあれば脈拍のチェックはできますが、慣れないと脈を探すのに手間取ることも。便利な道具を利用するのも一法です。

家庭用自動血圧計でも測定可能

これから購入の予定があれば、血圧の測定と同時に、脈拍数や脈の乱れもはかれるタイプのものを選ぶとよいでしょう。

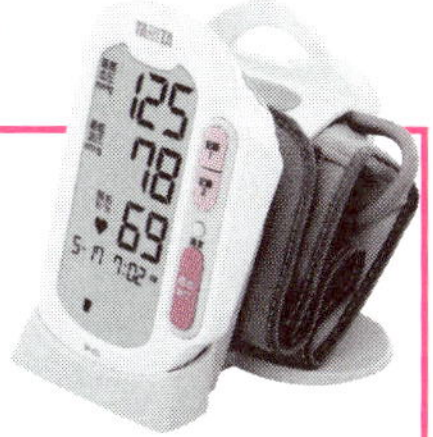

脈間隔の変動を感知する機能を備えた血圧計（タニタ）

自分の指でチェック

手首の親指の下側にもう一方の手の指先を当て、拍動を感じるところを見つけます。脈のリズムに乱れはないでしょうか？ １分間の脈拍数も数えておきましょう。10 秒間数えて６倍、15 秒間数えて４倍するのでもかまいません。

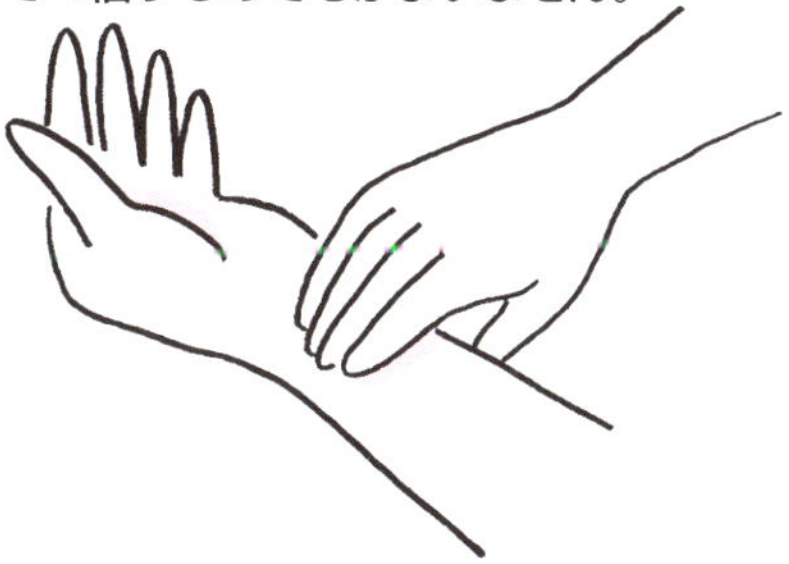

携帯型心電計なら正確性アップ

脈波ではなく、心電図がとれるタイプの機器も市販されています。処方箋なしで購入できます。機器を携帯していれば、自覚症状があるときの心電図がとれるため、診断・治療効果の判定に有効です。

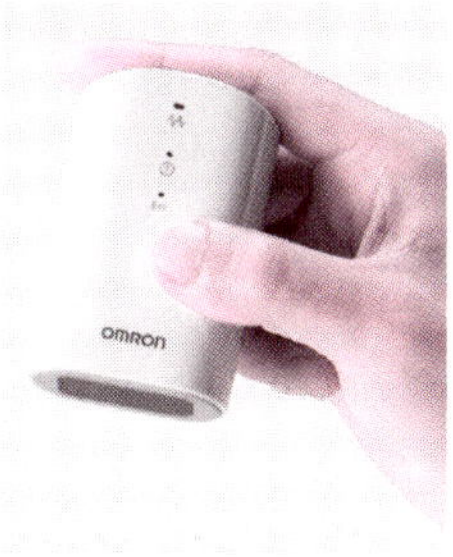

携帯型心電計（オムロン）。電源を入れたあと片方の電極に指を当て、もう一方の端の電極を胸に密着させて記録したデータをスマートフォンに転送

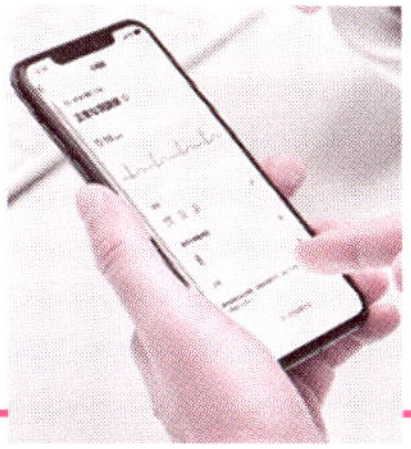

専用アプリで心電図波形の確認や症状のメモが可能

スマートフォンのアプリを利用

脈拍数のほか、脈波も計測できるスマホ用のアプリが複数開発されています。いずれもカメラのレンズに指先を軽く当てて測定するもの。無料でダウンロードできるものも多いので、スマホを利用している人は試してみましょう。

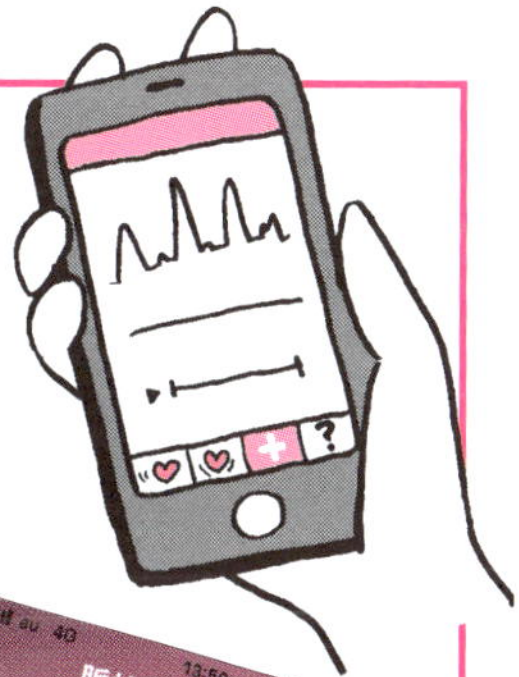

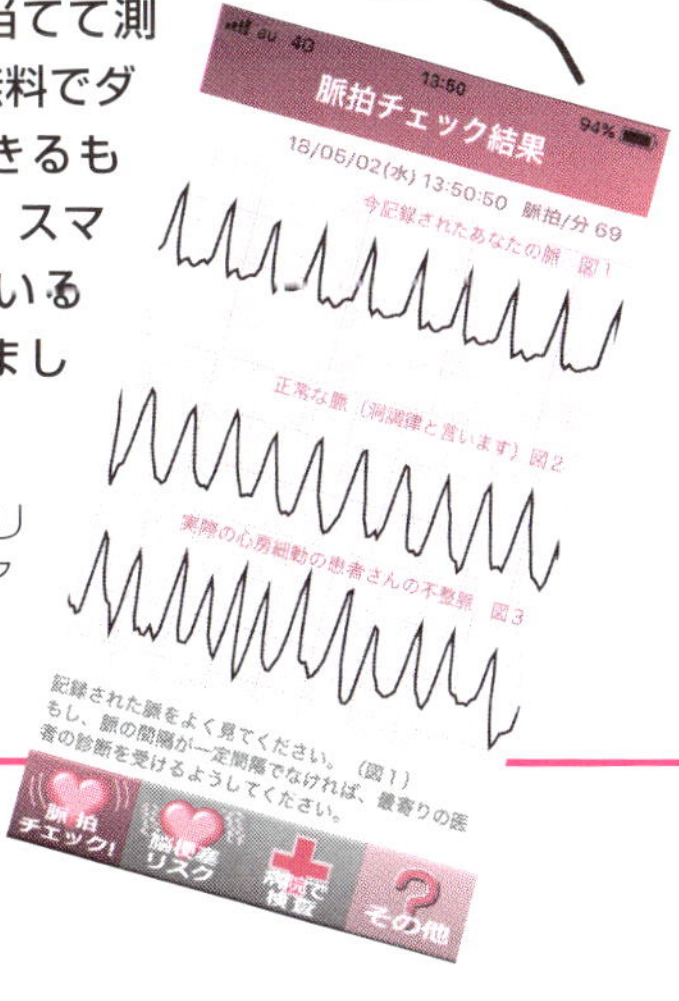

写真は「ハートリズム」というアプリによる脈波測定の結果

「心臓神経症」といわれた人へ

どんなに不快な症状でも死に至る危険性はない

　激しい動悸と胸が痛くなるような不快感に死の恐怖すら覚えるような発作が起きても、心臓にはなんの異常もみられないということがあります。こうした状態を「心臓神経症」といいます。

　不安感で心拍数が増えるのは生理的な変化です。心電図検査を含め、医療機関で心臓の動き方や全身の状態をきちんと調べたうえでの診断であれば、どんなに不快な症状でも死に至る危険性はありません。症状が激しくなっていくメカニズムを理解し、落ち着いて心身の変化をやりすごすように心がけましょう。

　ただ、不安が強い場合には医療の助けが必要なこともあります。心臓に異常がない場合には、心療内科や精神科などでの相談を検討してみましょう。

▼心臓神経症のメカニズムと対処法

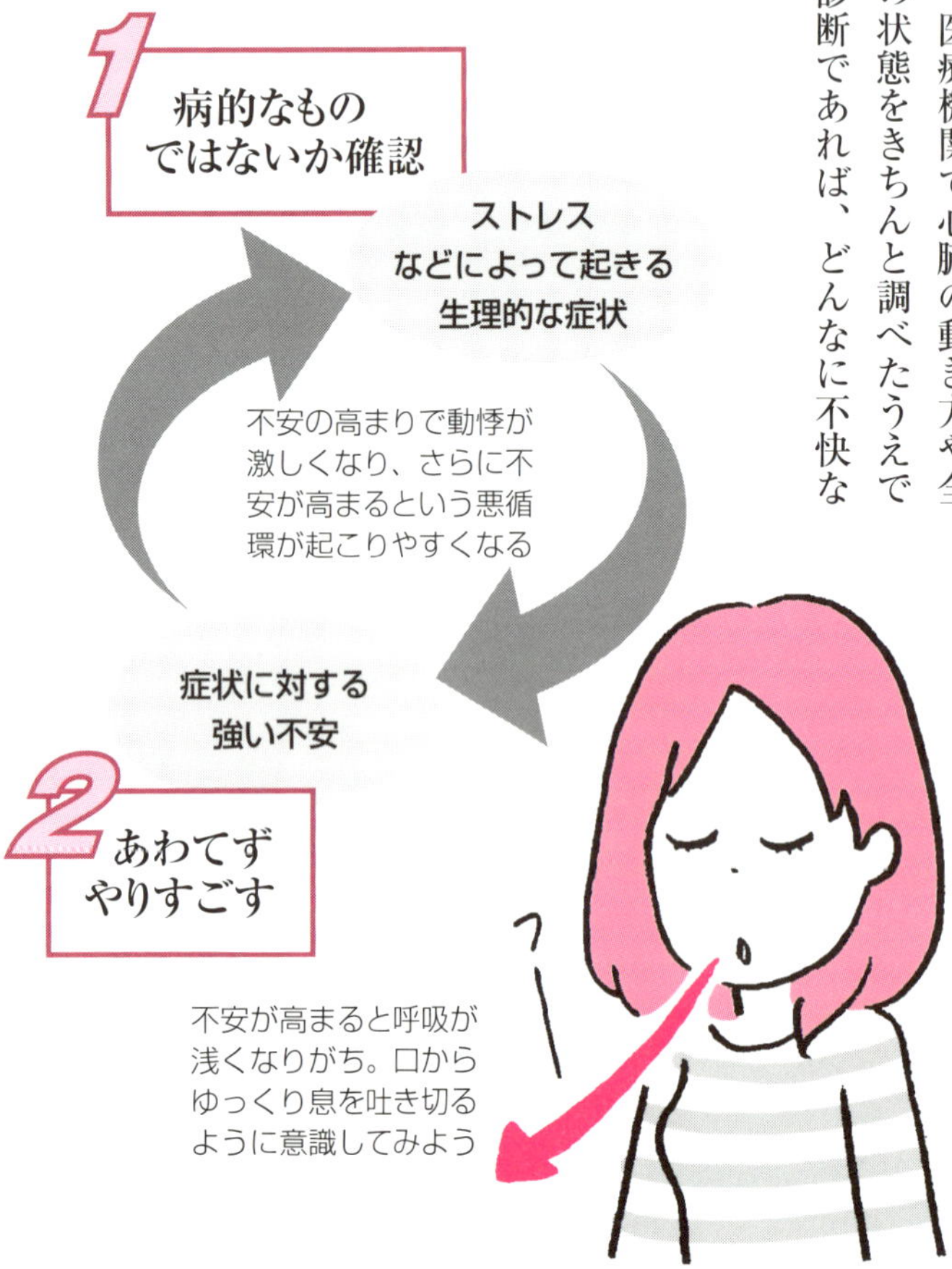
1
病的なものではないか確認
ストレスなどによって起きる生理的な症状
不安の高まりで動悸が激しくなり、さらに不安が高まるという悪循環が起こりやすくなる
症状に対する強い不安
2
あわてずやりすごす
不安が高まると呼吸が浅くなりがち。口からゆっくり息を吐き切るように意識してみよう

第2章

自分の不整脈の種類を確かめておこう

脈の速さやリズムに乱れがあるとわかったら、
どんなタイプの、なんという種類の不整脈なのかを
確かめておくことが必要です。
危険度が高いものなのか、どのような対応が必要なのかは、
不整脈の種類によって大きく異なるからです。

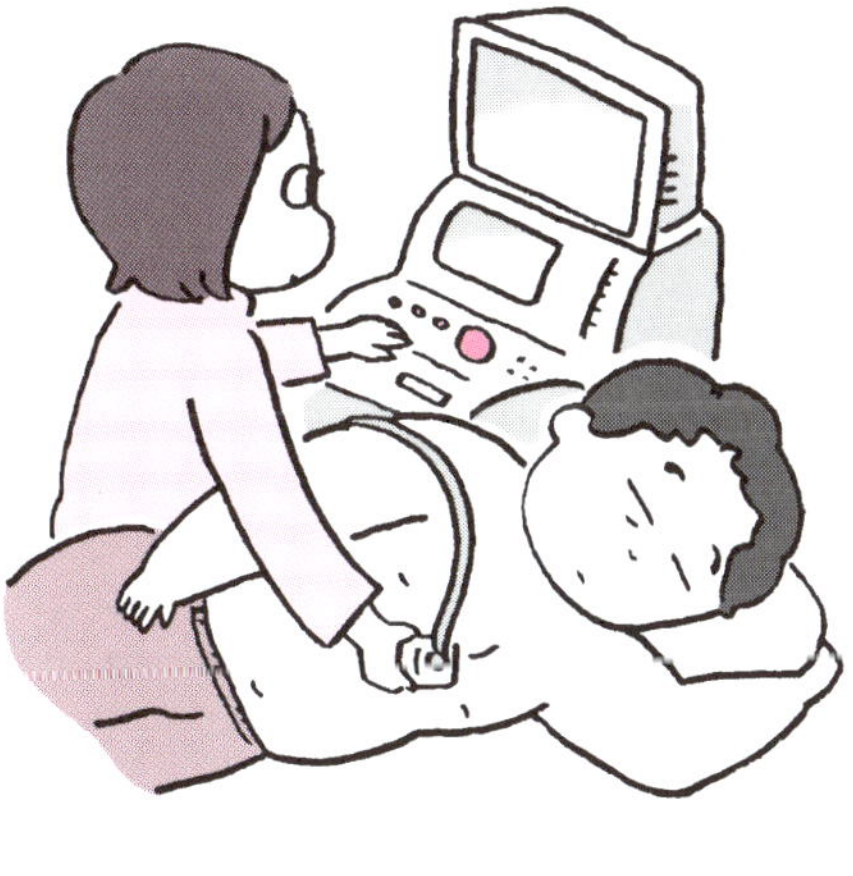

医療機関でチェック

正体を明らかにするには受診が必要

「不整脈がある」というだけでは、危険度が高いものなのか、どのような対応が必要なのかはわかりません。異常に気づいたら、きちんと検査を受けておくことが必要です。

早めに医療機関へ!

脈の乱れを自覚したり、定期健診などで受けた心電図検査で異常を指摘されたりしたら、放置は禁物です。治療が必要なものかどうか、医師の診断を受けましょう。

健康診断&毎日のセルフチェック
(→P22)

異常があれば……

まずは循環器内科のクリニックなどを受診

不整脈にはさまざまな種類があります。治療の必要性、危険度について正しく判断してもらうには、心臓と血管の問題を扱う循環器内科で診てもらうのがよいでしょう。

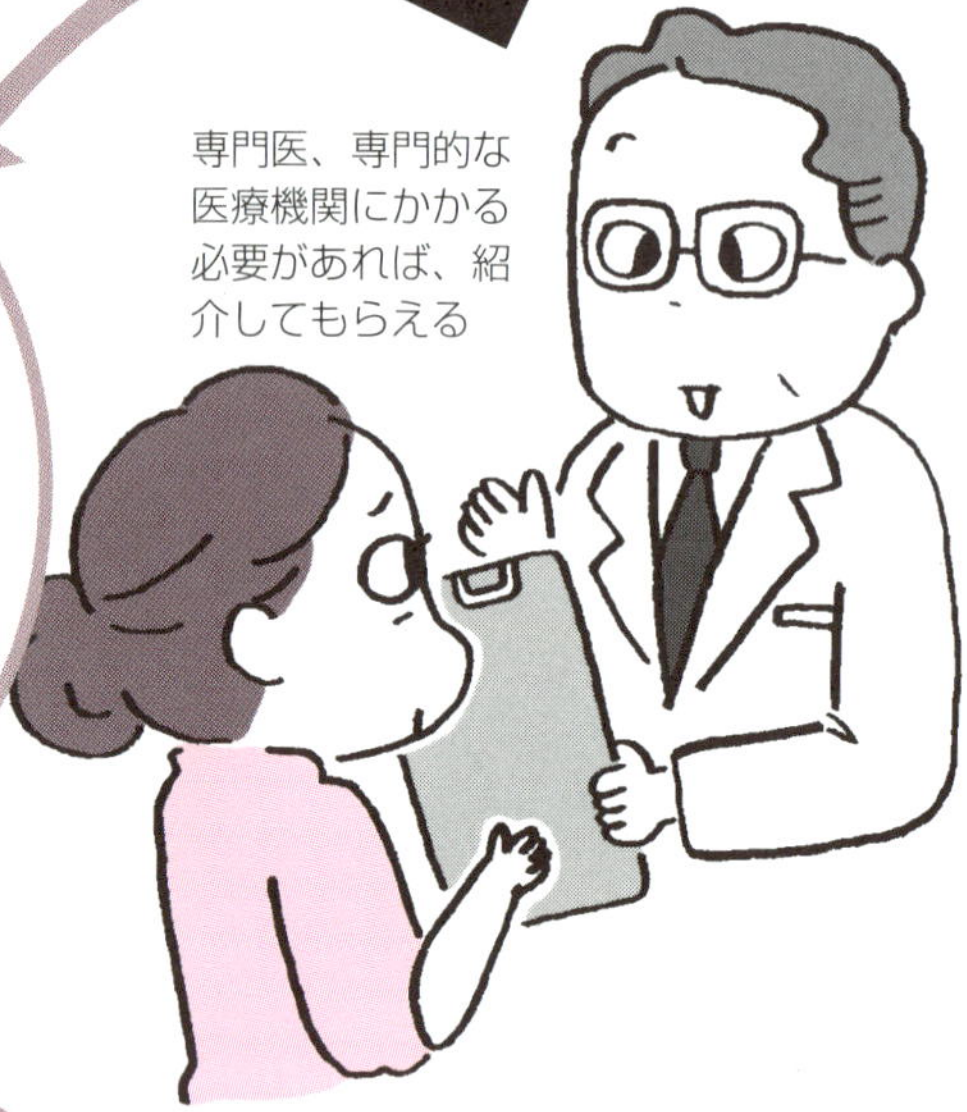

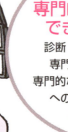

専門医、専門的な医療機関にかかる必要があれば、紹介してもらえる

必要に応じて専門的な検査・治療ができる医療機関へ

診断・治療のために、より専門性の高い医師のいる専門的な設備を備えた医療機関への受診がすすめられることもあります。

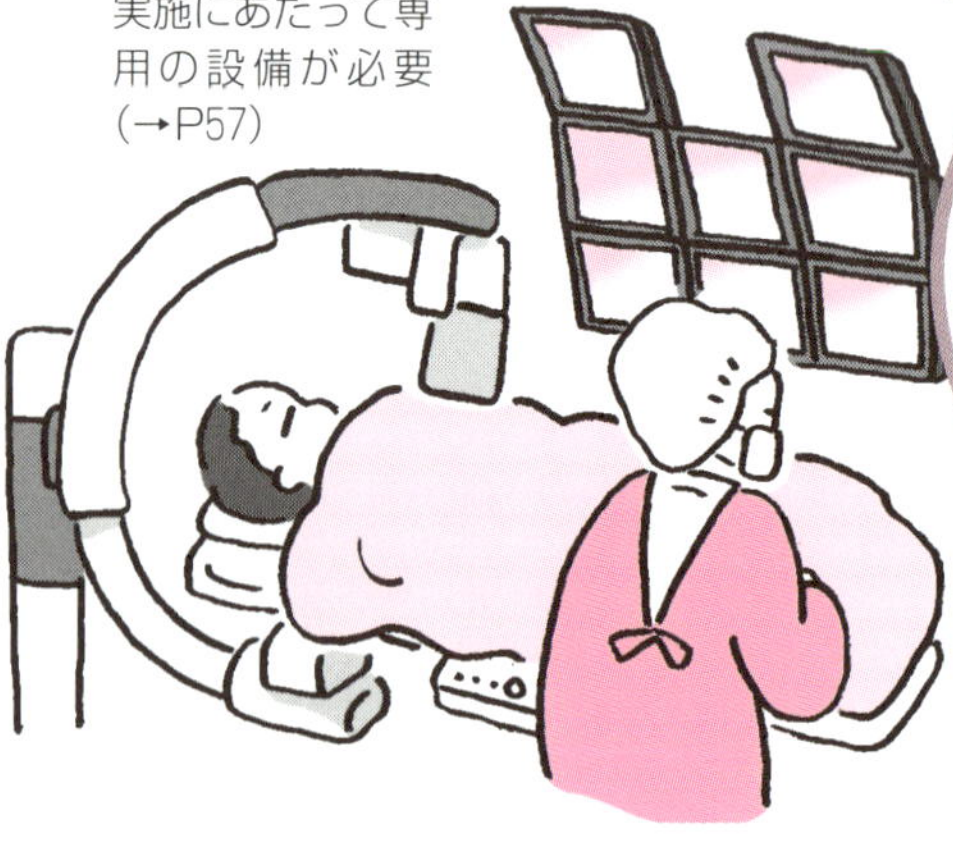

治療法のひとつであるカテーテルアブレーションは、実施にあたって専用の設備が必要(→P57)

不整脈の診断に必要なこと

たんに「不整脈がある」というだけでなく、不整脈の種類や原因まで明らかにして、はじめて正しい診断といえます。そのために必要なのが、各種の検査です。

診察

まずは医師の診察を受けます。問診で医師に伝える内容も診断に必要な情報のひとつになります。あらかじめ伝えるべきことを整理しておきましょう。

▼問診の内容

症状	どのような症状があるか。起きやすい状況、頻度、程度など
病歴	心臓の病気など、かかったことのある病気や治療中の病気があるか。これまでなんらかの不整脈があると診断されたことがあるか。家族の病歴など
使用中の薬	現在、使用中の薬があれば、具体的な薬剤名

心電図検査

不整脈の有無、種類を知るために必要不可欠な検査です。通常、24時間の心電図を記録するホルター心電図検査が実施されます（→P30）。

血圧測定／血液検査など

全身の状態を把握することも必要です。

画像検査

心臓自体の形状や動き方を調べる検査（→P32）。心臓や血管の病変が、不整脈に影響しているかどうかを確かめます。

すぐには診断がつかないこともある

脈の乱れやリズムの異常がある場合、適切に対応していくためには、不整脈の有無・種類を突き止めるだけでなく、背後になにがあるかも調べておく必要があります。そのため、心電図検査だけでなく、さまざまな検査が実施されることになります。

患者さんの状態や問診の内容からおおよその見当はついても、心電図検査をしている間に不整脈が生じないかぎり、医師は正確な診断を下せません。そのため、すぐに診断がつかないこともあります。そうした場合には、定期的に経過をみていくことが必要です。

分類の基準は「脈の乱れ方」や「異常のありか」

不整脈は現れ方、異常のありかなどによっていくつもの種類に分けられます。あなたがかかえる不整脈はどんなタイプで、なんという不整脈でしょうか？

2つの観点で特徴をつかむ

不整脈にはさまざまな種類があります。どんな現れ方をするのか、どこに異常が生じているのかがわかると、特徴をつかみやすくなります。

乱れ方

脈が速すぎる？ 遅すぎる？ 不規則なだけ？

脈拍・心拍が速すぎるのか遅すぎるのかで、大きく２つに分けられます。脈拍数は正常範囲でもリズムが乱れている場合は、期外収縮というさらに別のタイプに分けられます。

多

一分間の脈拍数

頻脈性不整脈
心拍数が増えすぎるタイプ。心臓の収縮が弱く、脈拍は感じにくいこともある

期外収縮
リズムが乱れるタイプ。脈拍数はいろいろ。正常範囲のこともある

徐脈性不整脈
心拍数が減りすぎるタイプ。めまい、失神などを起こしやすい

少

異常のありか

電気信号に異常が起きているところはどこ？

どこで電気信号に乱れが生じているのか、どこに問題があるかで、心臓の動き方は変わります。上の部屋（心房）で問題が起きているのか、下の部屋（心室）の問題なのかで、２つに大別できます。

上室性不整脈
心房や洞結節、房室結節に問題があるタイプ。基本的には、すぐに命にかかわる心配はない

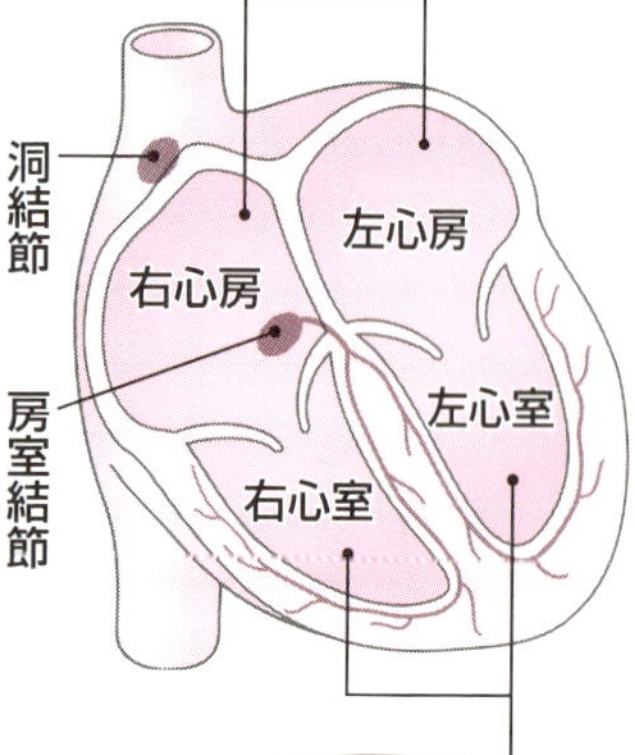

心室性不整脈
心室に問題が生じるタイプ。危険度が非常に高いものから、とくに心配のないものまでさまざま

主な不整脈の種類

不整脈はいくつもの種類に分けられます。種類が違えば、とるべき対応のしかたなども異なります。

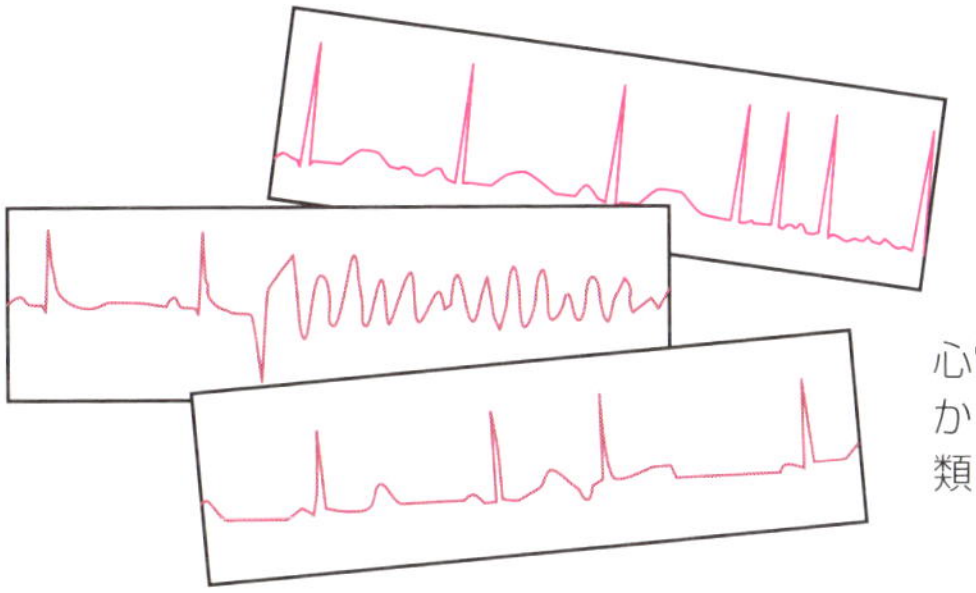

心電図の波形などから、不整脈の種類は判別される

異常のありか ＼ 脈の乱れ方		頻脈	徐脈	不規則
上室性不整脈	心房 洞結節 房室結節 など	心房細動（→第3章） 心房粗動（→P47） 発作性上室性頻拍（WPW 症候群など → P72）	洞不全症候群（→P85） 房室ブロック（→P85）	上室期外収縮（→P90）
心室性不整脈	心室	心室頻拍（→P76） 心室細動（→P77）		心室期外収縮（→P90）

自分の不整脈の種類を確かめておく

脈が乱れている状態は不整脈と総称されます。しかし、どのような特徴があり、どのように対応していけばよいかは、不整脈の種類によって大きく異なります。

ですから、まずは自分の不整脈が、「心房細動」「期外収縮」といった具体的な種類のどれに当てはまるものなのかを知ることが重要です。

たとえば「心房細動」と「心室細動」は、名前のうえでは一文字違うだけですが、心臓で起きていることや、危険度、治療法はまったく違います。

種類が違えば、危険度も治療方針も大きく変わってきます。自分とは異なる種類の不整脈についての話を見聞きして、不安を募らせたり、逆に油断したりしないためにも、正しい診断を受け、自分の不整脈はどの種類なのかを確認しておくことが大切なのです。

診断のための検査

不整脈の診断に欠かせない心電図検査

心電図とは、心臓を流れる微弱な電気信号をキャッチして波形に示すもの。どこにどんな異常があるかがわかります。不整脈のタイプや程度を知るのに欠かせない検査です。

波形をみれば心臓の動き方がわかる

心臓が規則正しい動きをくり返しているとき、心電図の波形は下記のようになります。不整脈があると波形は乱れ、そのパターンによって不整脈の種類がわかります。

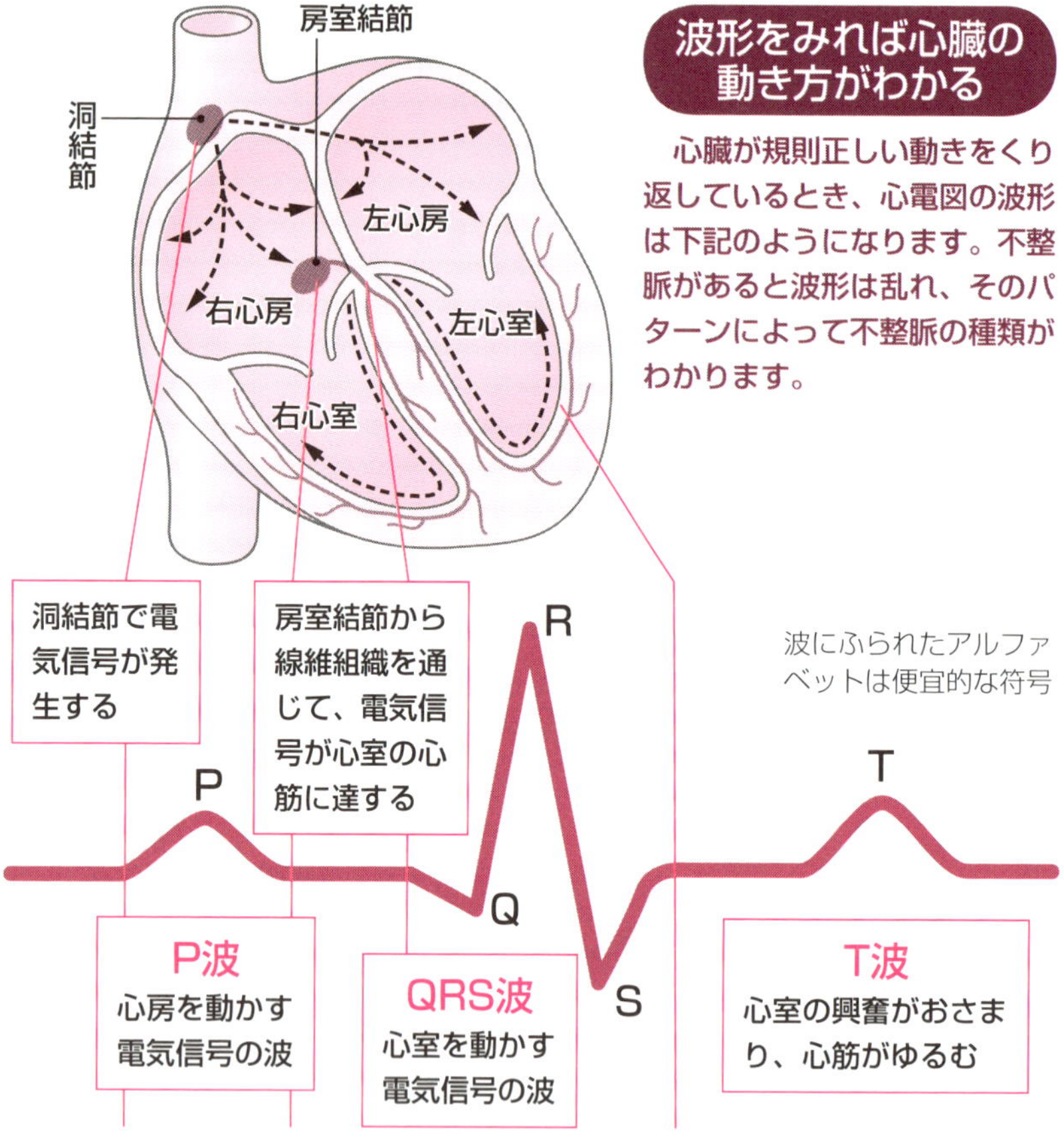

波にふられたアルファベットは便宜的な符号

不整脈が起きているときの波形が重要

不整脈が生じているときは、心筋を動かす電気信号の流れのどこかに問題が生じています。どこに、どんなトラブルが起きているのかを見つけ出すために必要なのが心電図検査です。

ただし、不整脈は、四六時中起きているとはかぎりません。心臓が問題なく動いているときの心電図に異常はないため、外来で受ける心電図検査だけでは診断がつかないことも多いのです。

そうした場合は、ホルター心電図検査などが必要です。長い時間、心電図を記録しておけば、たまにしか起きない不整脈を正しく診断できる可能性も高まります。

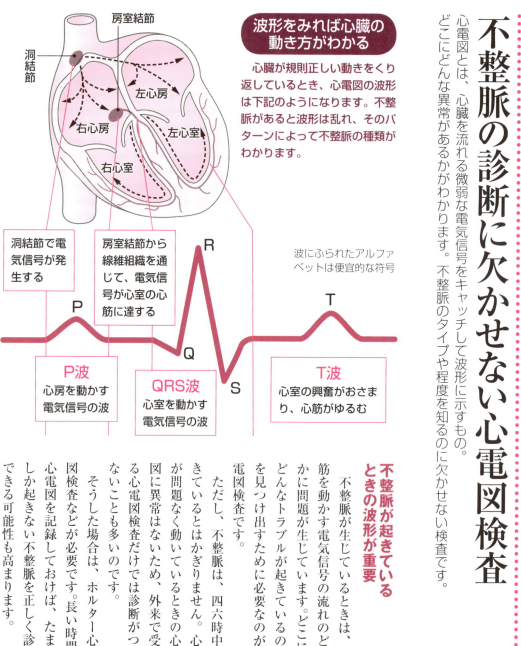

心電図をとるための方法

基本は、ベッドに横たわった状態で検査する 12 誘導心電図検査ですが、必要に応じて、さらに長時間の心電図をとる検査も加えられます。

12誘導心電図検査

胸に6個、両手首・両足首に1つずつ電極をつけて、心臓の電気信号を記録します。

20～30秒間

たまにしか起きない不整脈は見つけにくい

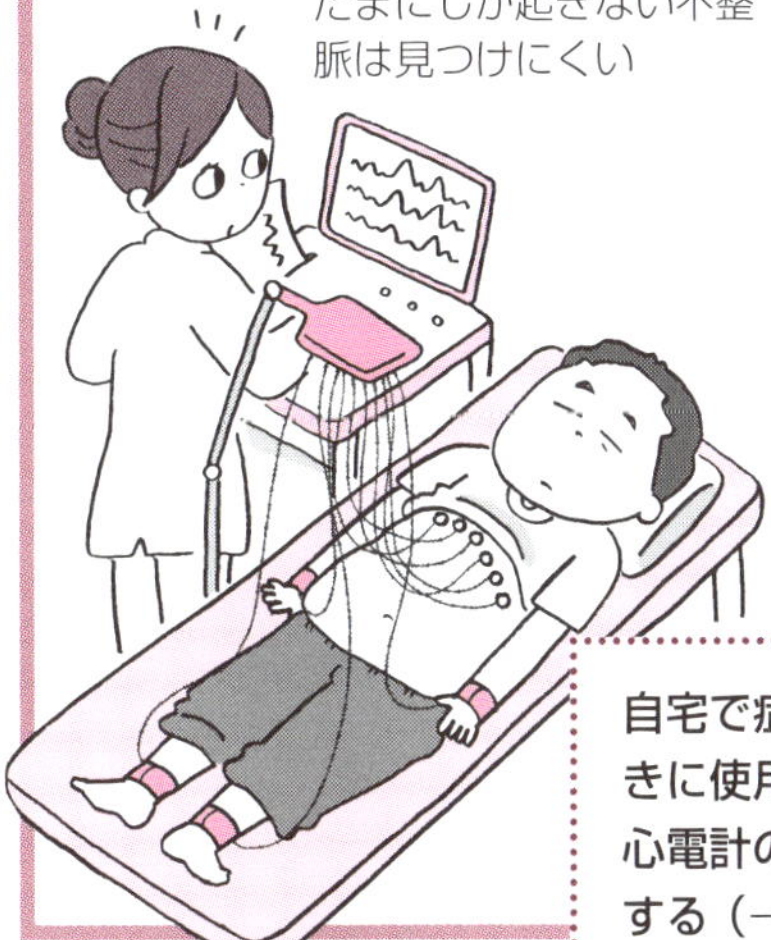

自宅で症状があるときに使用する携帯型心電計の利用も検討する（→P23）

ホルター心電図検査

電極を貼り付けたままの状態でふだんどおりの生活を送り、長時間にわたって心電図のデータを記録する方法です。その記録を解析し、診断に役立てます。

24時間～数十時間

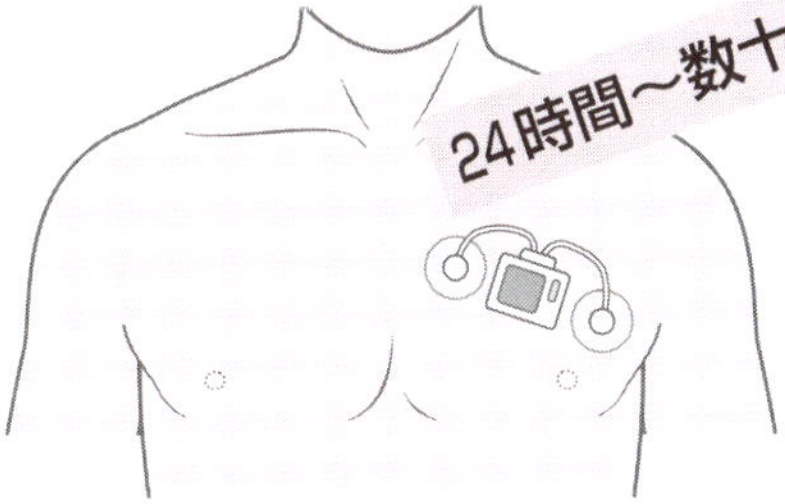

記録計は小型化が進んでいる。ベルトに装着したり、首にかけたりして携帯するタイプのものだけでなく、電極とともに胸に貼るタイプのものもある

最長3年間

植え込み型心電図検査

心拍リズムが乱れたときに自動的に心電図を記録する小型の心電計を皮膚の下に植え込み、そのデータを専用の機械を使って読み出し、分析する方法です。

失神・動悸などの症状が現れたあと、専用の携帯型リモコンを操作すると、操作前後の心電図を記録できる機能もあるため、失神の原因解明に役立ちます。

心電計の植え込み手術は簡単なもの。日常生活への影響もない

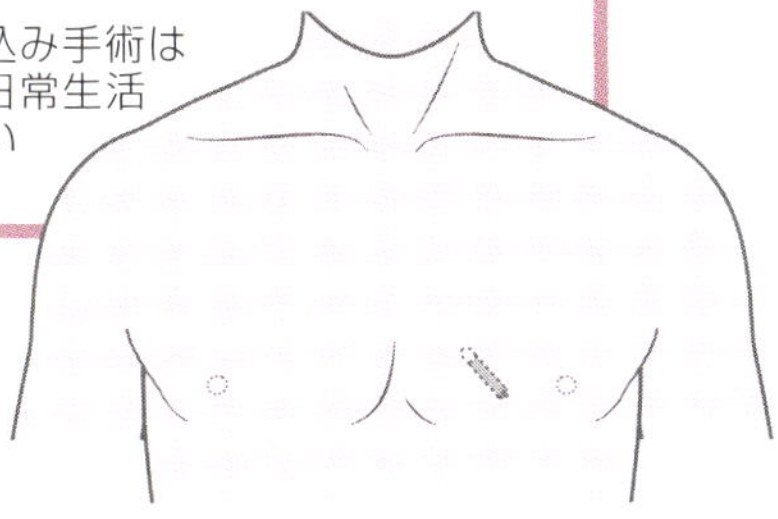

運動しながらはかることもある

運動中、あるいは運動直後に不整脈が生じやすいという場合には、運動しながら心電図をとることもあります。運動負荷心電図検査といいます。

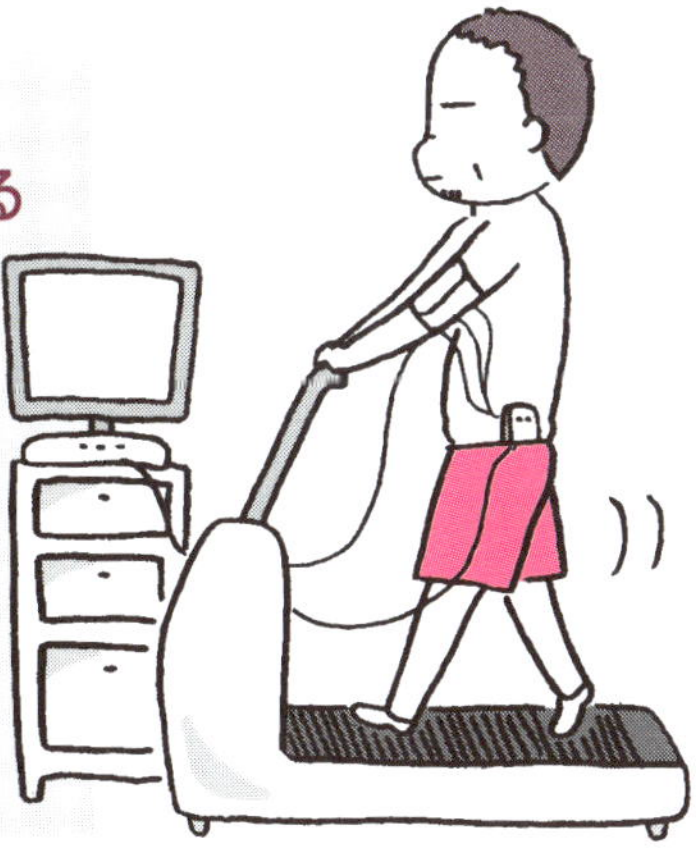

診断のための検査

心臓の画像検査や血液検査も参考になる

不整脈は電気的な問題で生じますが、その背後に心臓の病気などがあることも。不整脈のもとになっている病気、すなわち基礎疾患の有無を調べておくことも必要です。

心臓の形や動きを調べる

心臓に器質的な疾患があることで、不整脈が起きやすくなっている可能性もあります。心臓に異常はないか、画像検査で調べていきます。

胸部X線検査

心臓の大きさを確かめます。大きくなりすぎている場合、なんらかの問題が心臓に起きている可能性が高いといえます。

心エコー検査

心臓に超音波を当て、跳ね返ってくる反射波を画像化する検査法です。心臓内部の心房や心室、心筋の壁、弁の形がわかるほか、心臓が動く様子も確認できます。

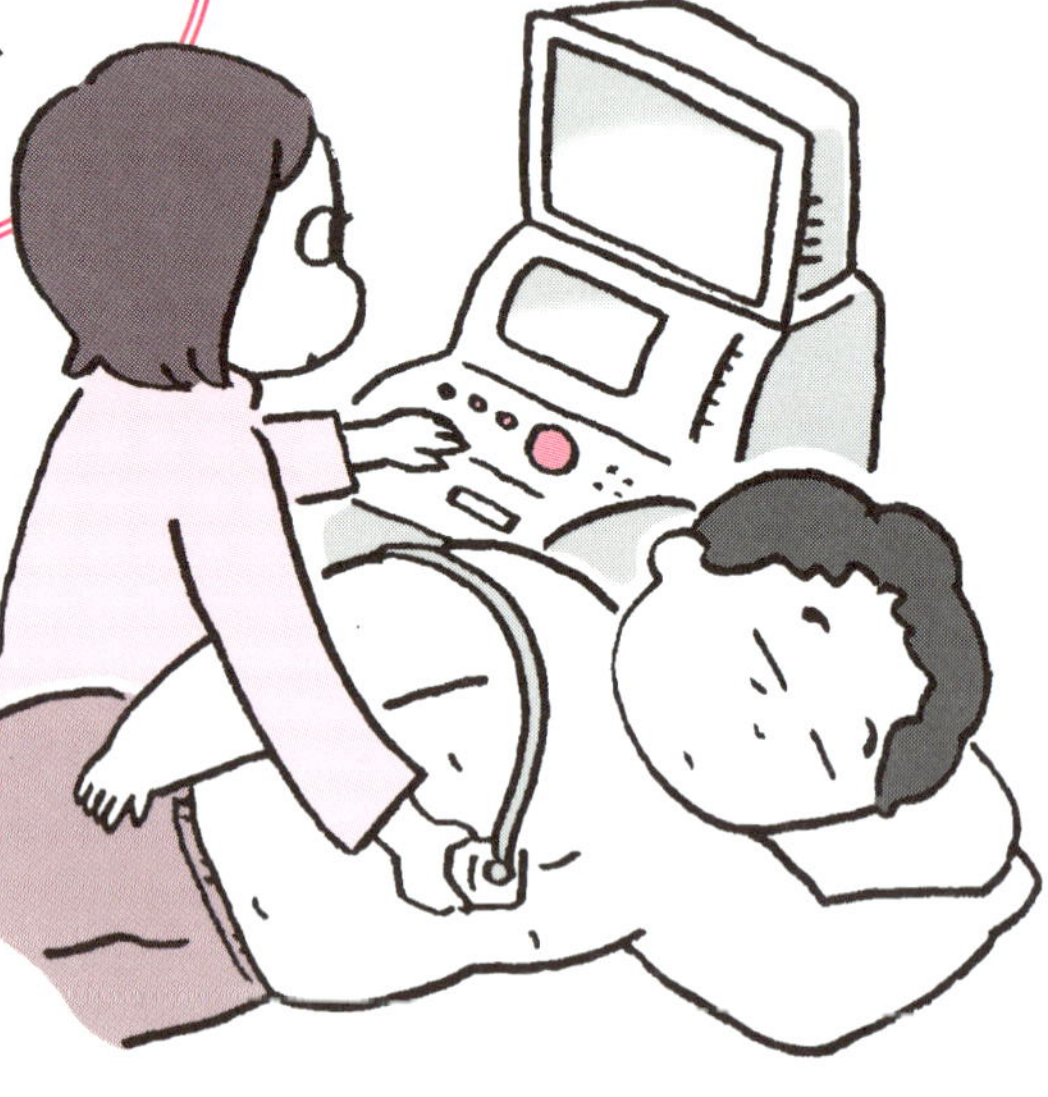

体の表面から超音波を発する装置(プローブ)を当てるだけ

CT・MRI検査

心臓になんらかの異常があるとわかった場合には、より詳しい情報を得るためにおこないます。

不整脈のもとになる病気の有無を確認する

不整脈の種類を把握するうえでは有用な心電図検査ですが、不整脈のもとにあるかもしれない病気の有無、種類までは判断がつきません。そこで、心電図とほかの検査を組み合わせて調べていきます。

　見た目でわかる変化が生じ、機能を損なう病気を「器質的な疾患」といいます。心臓でいえば、狭心症や心筋梗塞、心臓弁膜症や心肥大などがこれにあたります。また、不整脈のリスクを高める高血圧、糖尿病などがないかも確かめておく必要があります。

全身の状態も把握しておく

血圧測定、血液検査など、全身の状態を知るための基本的な検査もおこなわれます。

血圧

高血圧は不整脈を起こしやすくする危険因子のひとつ。治療が必要な状態か、治療中の人はきちんとコントロールできているかチェックします。

血液検査

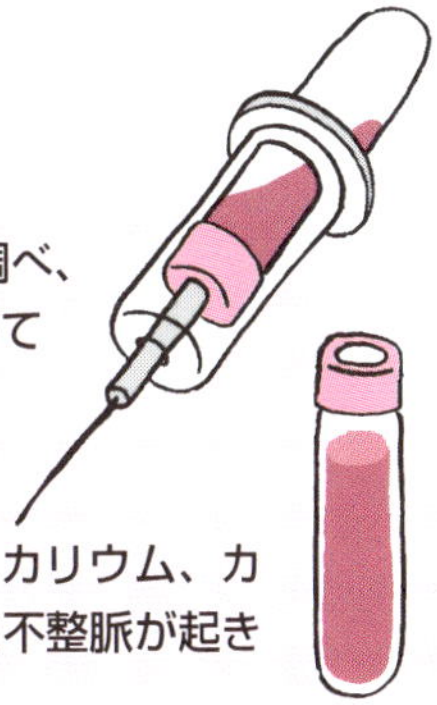

血液に含まれる微量の物質を調べ、不整脈に関連する問題が生じていないかを調べます。

- **血清電解質濃度**：血液中のナトリウム、カリウム、カルシウム濃度のバランスが乱れていると不整脈が起きやすい
- **血糖値**：糖尿病と不整脈は合併しやすい
- **血中脂質**：過剰なLDLコレステロールは動脈硬化を進める要因のひとつ。冠動脈疾患（狭心症や心筋梗塞など）の発症・再発リスクを高める
- **腎機能**：慢性腎臓病は動脈硬化を進め、心臓病のリスクを高める。治療薬の選択にも必要な情報
- **肝機能**：不整脈とは直接関係ないが、治療薬を選ぶ際に必要な情報
- **甲状腺機能**：甲状腺ホルモンの値から、機能亢進がないかチェック

BNPは心臓に負担がかかると増えるホルモン

BNP（brain natriuretic pepteids: 脳性ナトリウム利尿ペプチド）は、体液量や血圧の調整にかかわるホルモン。心臓にかかる負担が大きいと分泌量が増えます。心臓の働きが低下した心不全だけでなく、不整脈が続いているときなども高値になります。

▼BNP値の目安　（日本心不全学会による）

18.4pg/mL	問題なし
18.4〜40pg/mL	心不全の可能性は低いが、経過をみる
40〜100pg/mL	軽度の心不全の可能性がある
100pg/mL以上	治療対象となる心不全の可能性がある

診断がついたら

どう対応するかは不整脈の種類や原因しだい

不整脈の種類がわかれば自動的にベストな対応法も明らかになる――というわけではありません。なにが自分にとって最適な選択肢となるのか、じっくり検討することが必要です。

対応を決める流れ

不整脈があっても、必ずしも治療が必要なわけではありません。自分にとってベストな選択をしていくために、順序立てて考えてみましょう。

自分の不整脈の種類はなにか
（→P28）

もとになっている病気があるか
各種検査で心臓の病気や高血圧、糖尿病、甲状腺の病気がみつかれば、その治療を優先する

不整脈そのものを治療したほうがよいか
不整脈の危険度と、症状の強さが目安になる
（→P36）

治療するとしたら、どのような治療法があるか
大きくは薬物療法と非薬物療法の2つ
（→P37）

生活するうえで注意すべきことはあるか
不整脈を起こしやすくする生活習慣があれば改善をはかる
（→P58、96）

自分の状態に合わせて対応のしかたを決める

不整脈への対応は、一筋縄ではいきません。不整脈の発生に影響している病気があれば、まずはその治療を優先させます。そうした基礎疾患がない場合には、不整脈そのものを治療するか、あえて治療しないのか、自分の状態に合った対応を考えていく必要があります。

同じ種類の不整脈でも、人によって適切な対応法は違います。なにがよりよい選択かを、じっくり検討していきましょう。

「もとの病気」への対応を優先する

不整脈を起こす原因として、なんらかの病気をかかえていることが明らかになった場合には、それら基礎疾患の治療を優先して進めます。

心臓の病気への対応

- 狭心症・心筋梗塞→P78
- 心筋症→P79
- 心拡大・心不全→P50
- 心臓弁膜症→下記
- 心肥大→高血圧や心臓弁膜症などの影響で心筋が厚くなった状態

高血圧の治療

コントロールできていなければ服薬の開始、または見直し

糖尿病の治療

食事・運動・薬物療法で血糖値のコントロールをはかる

甲状腺の病気の治療

薬でコントロールできることも多い

その他

不整脈とは直接関係のない病気でも、薬を使っている人は要注意。その治療薬が、不整脈を起こしやすくしていることも。薬が影響している可能性があれば、主治医に相談し、処方を見直してもらう

心臓弁膜症は手術が必要なことも

心臓内部の４つの部屋の出入り口となる弁の開閉が悪くなり、血液のスムーズな流れに支障をきたす病気が心臓弁膜症です。心臓に負担がかかり、心肥大や心不全の原因になることもあります。

加齢とともに起きやすいのは、大動脈弁が硬くなり、開きが悪くなるタイプの弁膜症です。進行しているようなら人工弁に置き換える手術が必要です。

▼心臓の４つの弁

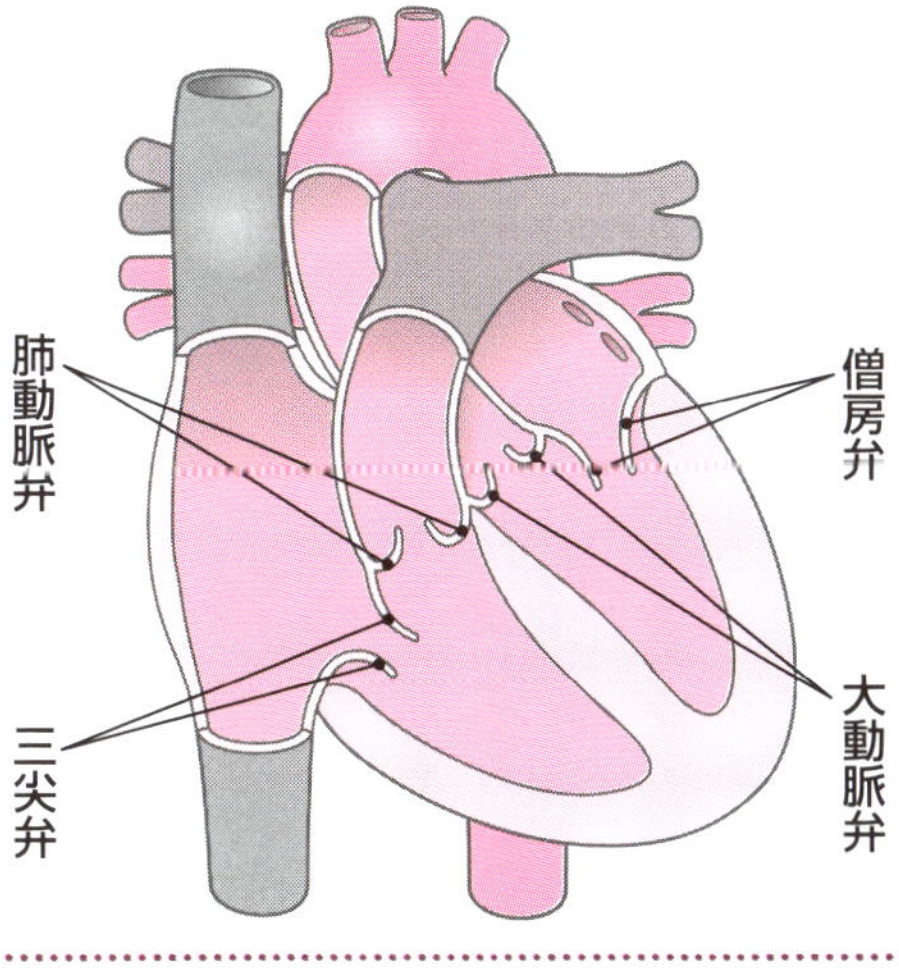

診断がついたら

治療をしたほうがよいのは二つの場合

不整脈そのものにどう対応していくかについては、検討の余地が大きいところです。「治療する」と決めた場合には、さらに治療法を選択する必要があります。

「危険度」と「症状の強さ」で判断する

不整脈にかかわる基礎疾患がない、あるとしても十分に対応できている場合には、不整脈そのものにどう対応していくかを考えます。

ここに示す2点のどちらか、あるいは両方に当てはまる場合には、なんらかの治療が必要です。

□危険度が中レベル～高レベルの不整脈 （→P20）

治療しなければ寿命を縮める可能性が高い場合には、たとえ症状がなくても治療を始める

□不整脈による症状が強く、つらい

日常生活にも支障をきたすほどの症状であれば、治療を考えたほうがよい

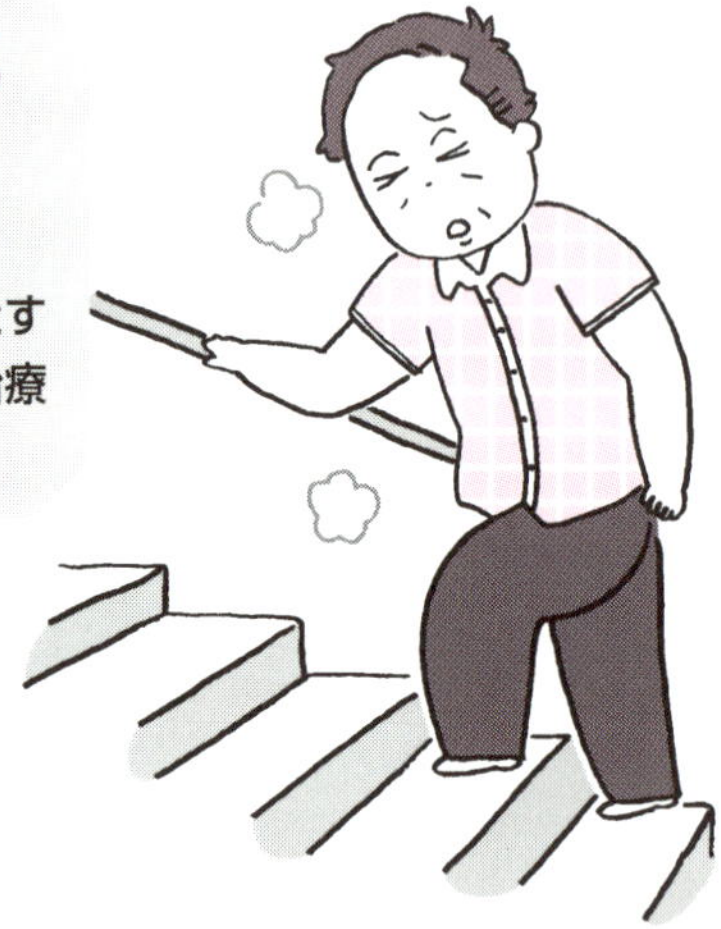

どちらにも当てはまらなければ治療の必要はない

症状はなくても治療が必要なことはある

不整脈があれば必ず治療を要するというわけではありません。命にかかわるおそれがなく症状も気にならない、あるいはがまんできる程度であれば、手術はもちろん服薬も不要です。

注意したいのは、症状の強さと治療の必要性は必ずしも一致しない点です。たとえば心房細動というタイプの不整脈は、自覚症状はほとんどなくても、治療せずに放置していると脳梗塞を引き起こしやすくなる場合があります。

自分がかかえる不整脈の特徴を理解したうえで、納得のいく選択をしていきましょう。

不整脈に対する治療は大きく2つ

不整脈に対する治療法は、薬を飲んでコントロールする薬物療法と、薬以外の非薬物療法に分けられます。

心拍数が少なくなる徐脈を起こすタイプの不整脈は、薬物療法は効きません。非薬物療法のひとつであるペースメーカーの植え込みが、唯一の治療法です。

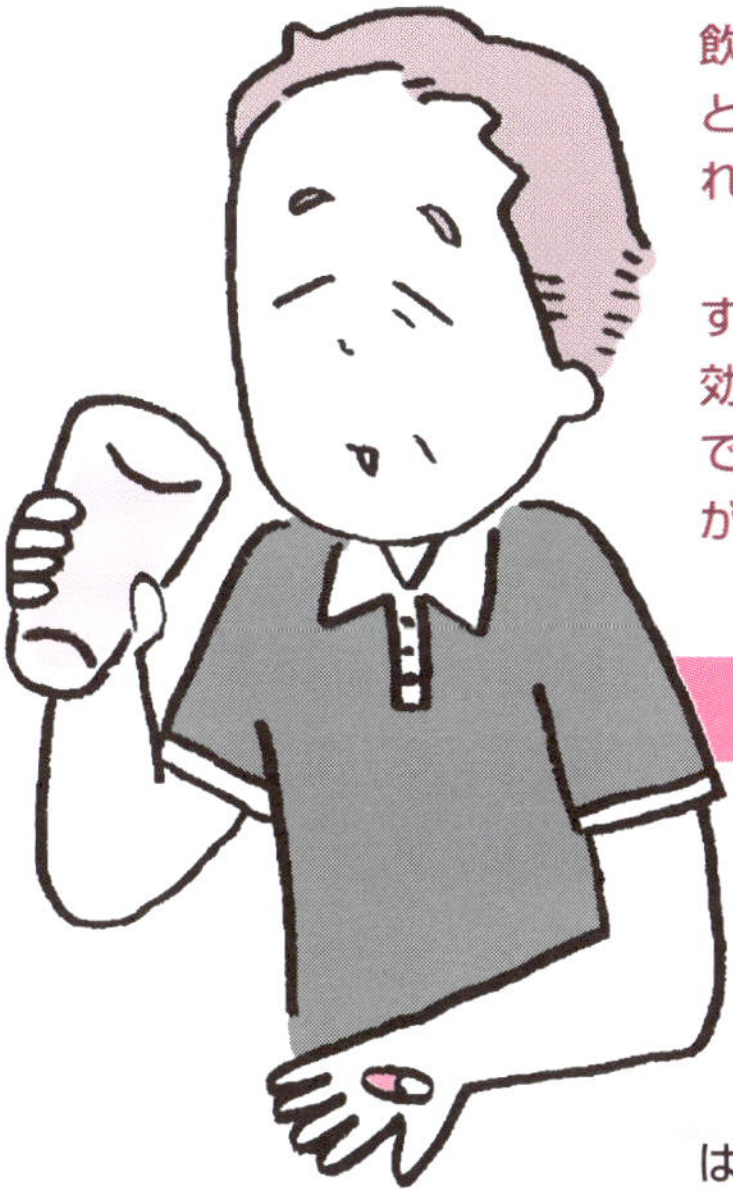

非薬物療法

頻脈か徐脈かで、具体的な内容は違う

薬以外の治療法はいろいろありますが、不整脈の種類によって選択可能な方法は異なります。なお、基礎疾患となる心臓の病気などがないかぎり、胸を大きく開くような手術はおこないません。

カテーテルアブレーション

心房細動をはじめ、心臓の上の部屋に起きる頻脈タイプの不整脈向きの治療法。根治させることも可能（→第3章）

除細動《じょさいどう》

心室細動など、危険な不整脈が起きたときに電気ショックを与え、電気的な異常を鎮める方法。AED、植え込み型除細動器などを使う（→第4章）

ペースメーカー

徐脈性不整脈（洞不全症候群、房室ブロック）に対する治療法（→第4章）。装置を植え込む

薬物療法

頻脈を起こすタイプなら検討可能

不整脈の治療に用いられるのは、心拍数を抑えるタイプの薬と、電気信号の伝わり方を調整し、リズムをコントロールするタイプの薬の大きく2つに分かれます。

いずれも頻脈の症状を抑えるには有効ですが、不整脈そのものが治るわけではありません。

不整脈の種類が心房細動なら、脳梗塞の原因となる血栓をできにくくするために、薬物療法をおこなうこともある

COLUMN

治療する前におこなう特殊な検査

不整脈の発生源などが正確にわかる

不整脈が起きているときの心電図の波形により、不整脈の種類やおおよその発生源などを知ることはできます。しかし、不整脈と症状との関連がはっきりしない場合や、治療するうえで正確に発生源を突き止める必要があるときなどは、さらに詳しい電気生理学的検査が必要になることもあります。

これは、静脈内に細い管（カテーテル）を入れて心臓まで到達させ、心臓の内側から心電図をとったり意図的に電気刺激を加えて反応をみたりするもの。入院して受ける検査です。

カテーテルを挿入する部分に局所麻酔をかけるので痛みはありません。電気刺激を加えると、動悸が激しくなったり、脈が途切れたりするような不快感が生じることもありますが、危険な状態になる前に止めることができるので心配は無用です。

通常は、カテーテルアブレーションの前におこない、そのまま実際の治療に進みます（→P71）。だれもが受けなければならない検査というわけではありません。

▼カテーテルの進め方の例（矢印）

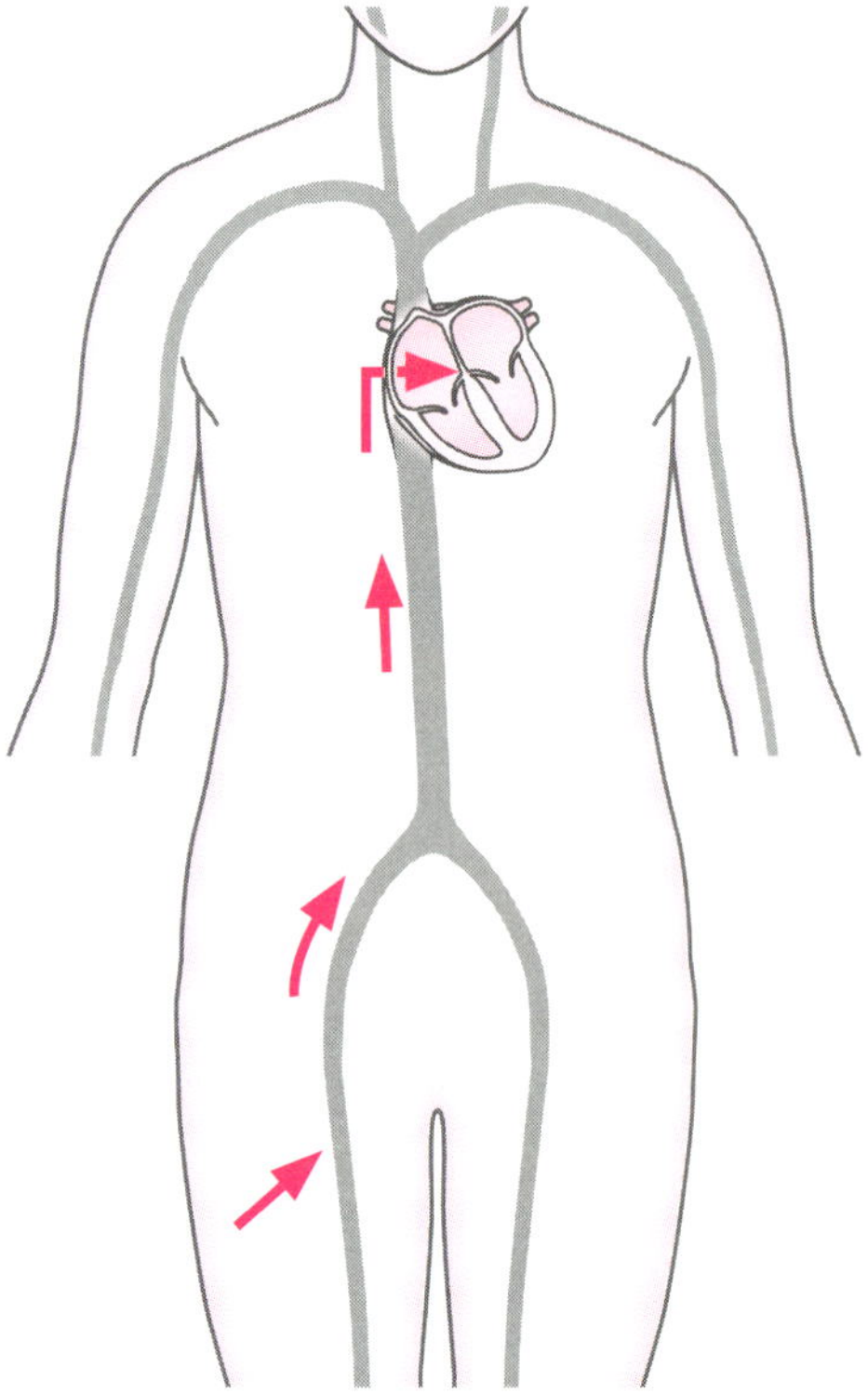

第3章
心房細動――ただちに危険はないが進行する

数多くの種類がある不整脈のなかでも、
近年、とくに注目されているのが心房細動です。
心房細動があっても、それだけで命を落とす危険性はありません。
問題は、脳梗塞や心不全の原因になりかねないこと。
放っておかず、適切に対処していく必要があります。

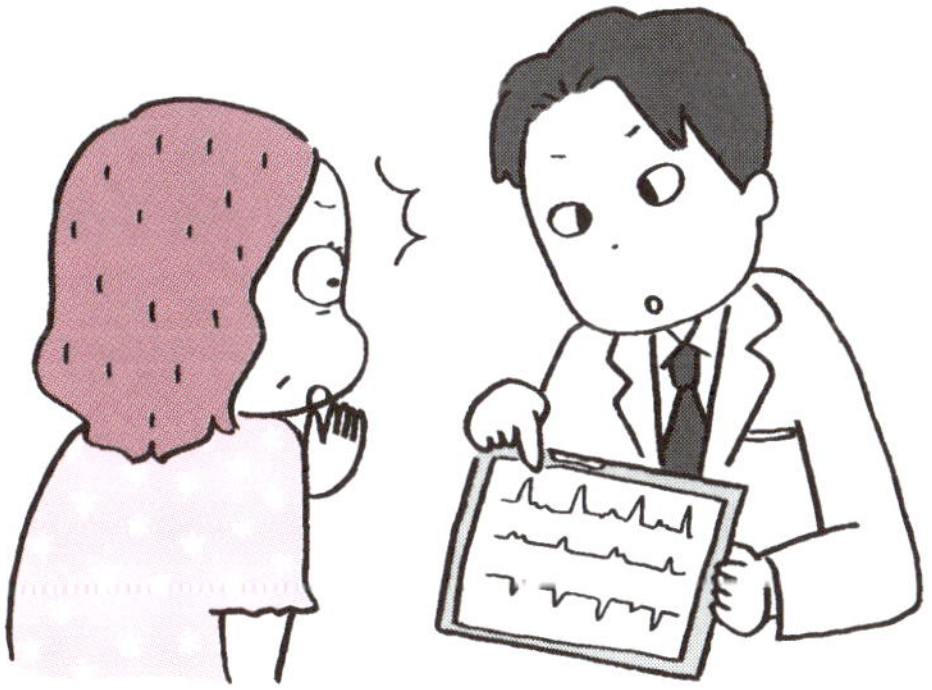

心房細動の特徴

年をとるほど増える少々危険な不整脈

自覚症状から、あるいはたまたま受けた検査で、なかには脳梗塞を起こしたあと原因を調べるうちに見つかったという人もいる心房細動。いったい、どんな不整脈なのでしょう？

4つの特徴がある

心房細動は、その名のとおり心房が小刻みに動き、ふるえてけいれんを起こしたような状態になる不整脈です。ただちに死に至るおそれはないものの、心房細動がもとで困った事態が起きてくる危険性をはらんでいます。

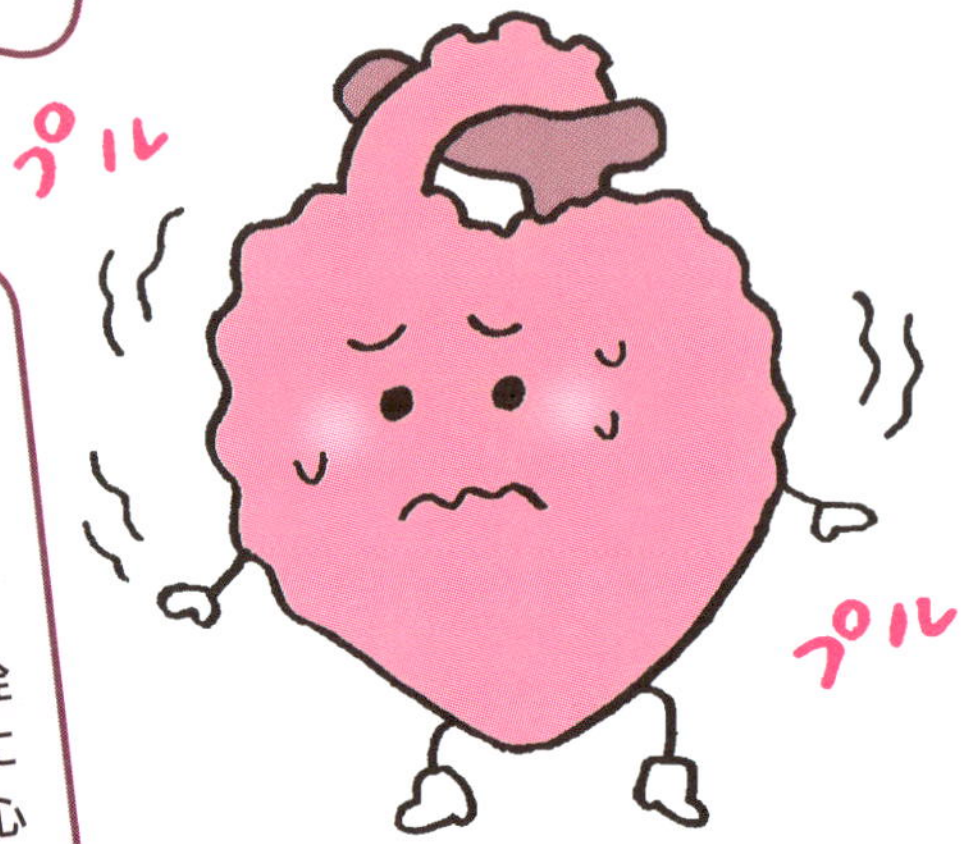

心房細動は、心臓の４つの部屋のうち、上の２つの部屋である心房が細かくふるえて収縮できなくなる不整脈

1 年齢とともに起きやすくなる

心房細動は、基本的には中高年に起きる不整脈（→P44）

2 脳梗塞の原因になったり、心不全につながったりするおそれがある

脳梗塞のなかでも、脳の血管に血栓が詰まって発症する脳塞栓の原因になりやすい（→P48）。長期間、心房細動が続くことで心臓の負担が大きくなり、心不全になることも（→P50）

3 少しずつ進行していく

初めのうちはたまにしか起きないが、徐々に心房細動が起きている時間が増えていく（→P46）

心配しないで！

4 治療できる

根本的に治す方法も、悪影響が及ばないようにコントロールしていく方法もある（→P52）

起きやすい症状

心房の異常な動きが、そのまま心臓全体に広がるわけではありません。しかし、リズムは不規則になり、心拍数が増えて動悸を感じやすくなります。

ただし、心拍数は増えても拍出される血液の量は減るため、脈をとりにくくなったり、息切れ、ふらつきなどの症状が現れたりすることもあります。

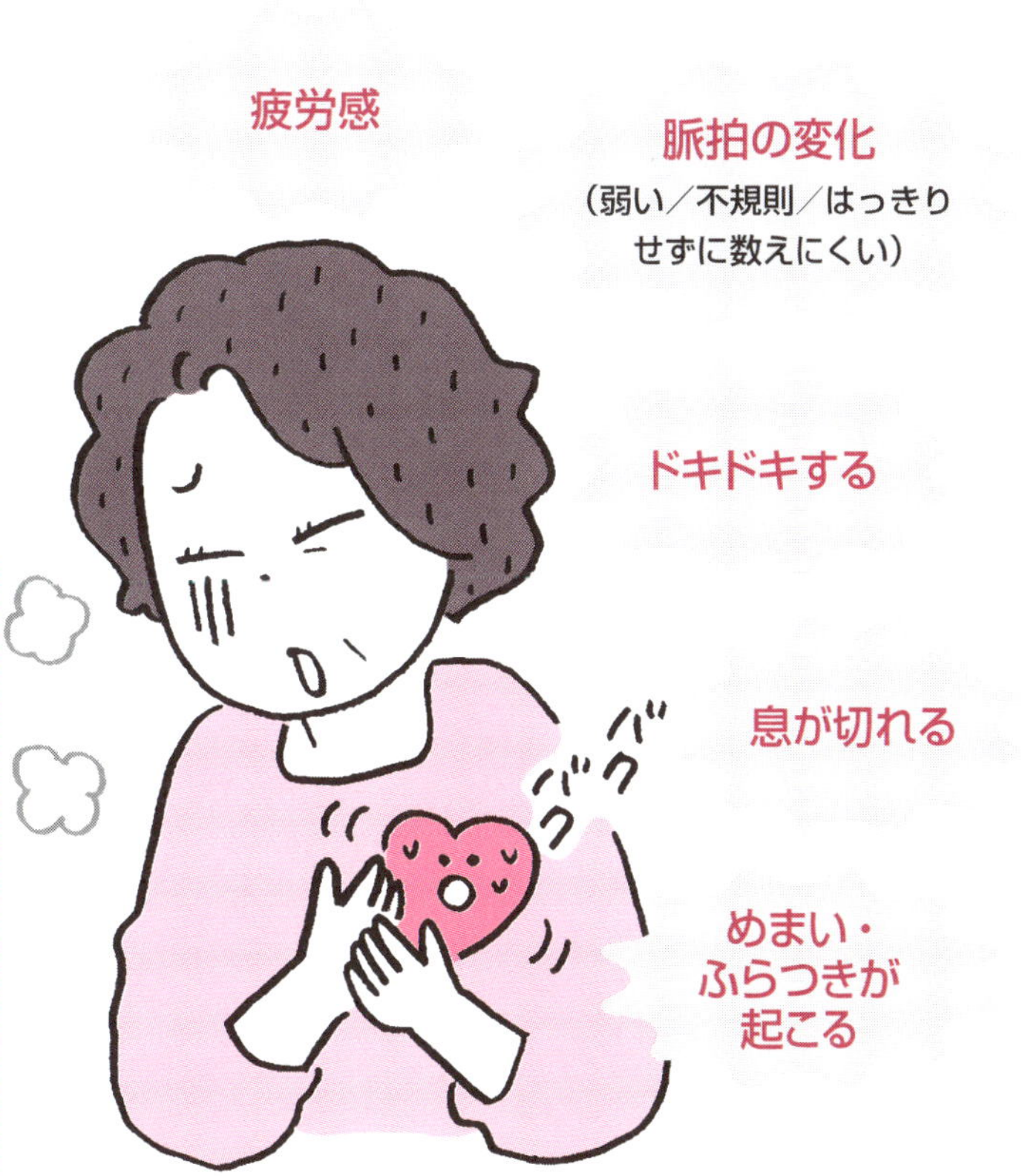

疲労感
脈拍の変化
（弱い／不規則／はっきりせずに数えにくい）
ドキドキする
息が切れる
めまい・ふらつきが起こる
バク
バク

自覚症状がない人もいる

心房細動が起きていても、とくに症状はないという人もいます。考えられる理由は２つあります。

- 心房と心室の間にある変電所（房室結節）の伝導性が低く、心室が収縮する数に大きな変化がみられない（→P42）
- 心房細動が慢性化し、その状態に慣れてしまっている

〝隠れ心房細動〟の人も少なくない

心房細動は、だれにでも起きている期外収縮に次いで多くみられる不整脈で、年齢が高くなるほど起きやすくなります。高齢社会の日本では、一〇〇万人を超える人が心房細動をかかえていると考えられています。

しかし、自分では気づいていない、健診などでも見つけられていない〝隠れ心房細動〟の患者さんも少なくありません。実際、ある日突然、脳梗塞が起き、一命をとりとめたあと原因を調べるうちに「心房細動がある」と判明する人もいます。

「心房細動がある」と告げられ、不安な思いを募らせているかもしれませんが、診断がついたのは喜ばしいことです。早い段階で見つけることができれば、治療の選択肢は広がります。〝いきなり脳梗塞〟などという事態は避けられる可能性が高くなります。

心房細動のしくみ

補助役の心房がふるえてうまく働けなくなる

心房細動が起きると、心臓の上半分は小刻みに動くだけで機能停止の状態に陥ります。血液循環を止めるおそれはありませんが、だからといって「放っておいても大丈夫」とはいえません。

心臓で起きていること

心臓の上の部屋、すなわち心房は、肺や全身から戻ってきた血液の一時置き場。心房全体がリズムよく収縮をくり返すことで、一定量の血液が下側の心室に流れ込んでいきます。

心房細動が起きると、心房はぶるぶるふるえるだけで、しっかり収縮できなくなってしまいます。

左心房に異常な電気信号が発生し、心房全体に広がる
（→P66）

↓

心房は1分間に600〜1000回もの電気信号を受け、きちんと収縮できずにふるえるような状態に

↓

心房に流れ込んできた血液は、そのまま素通りして心室へ

↓

心室の働きは保たれているため、血液循環が止まることはない

問題はここ!!

拍動のリズムや拍出される血液の量に変化がみられることも。それが不快な症状に結びつきやすい
（→P41）

心房内に血液が滞りやすくなる

問題はここ!!

心房内で血栓が生じて脳梗塞を引き起こしやすくなる
（→P48）

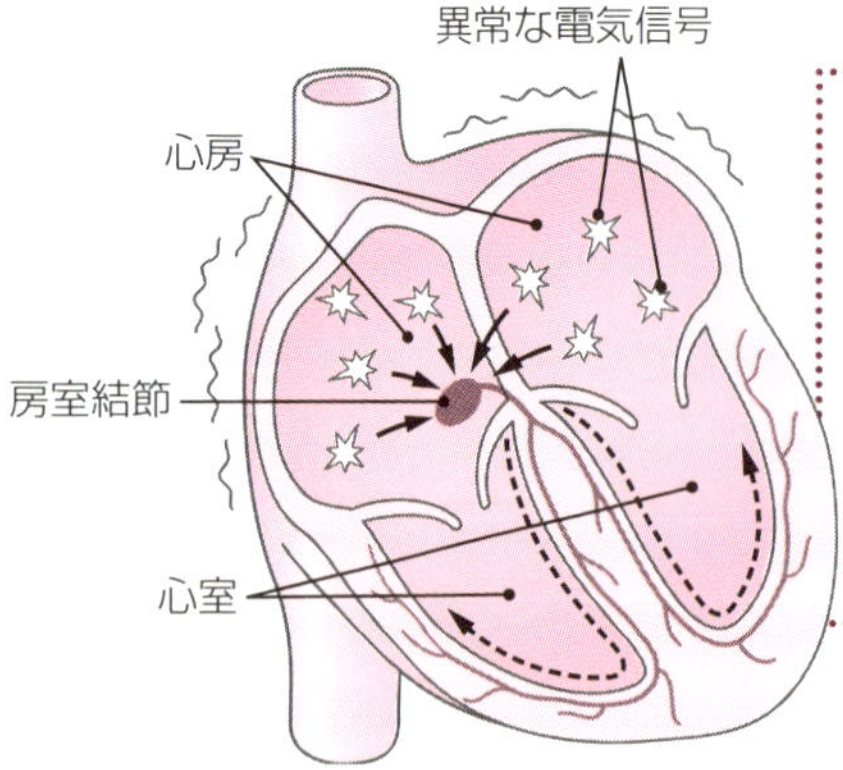

心房と心室の間にある房室結節には、1分間に数百回もの異常な電気信号が不規則に伝わる。房室結節がこれを間引いて心室に伝えているので、通常、心室細動（→ P77）を起こすことはない

補助役ありの打撃練習

補助役が打ちやすいボールを投げてくれるので、リズムよく打ち続けられる

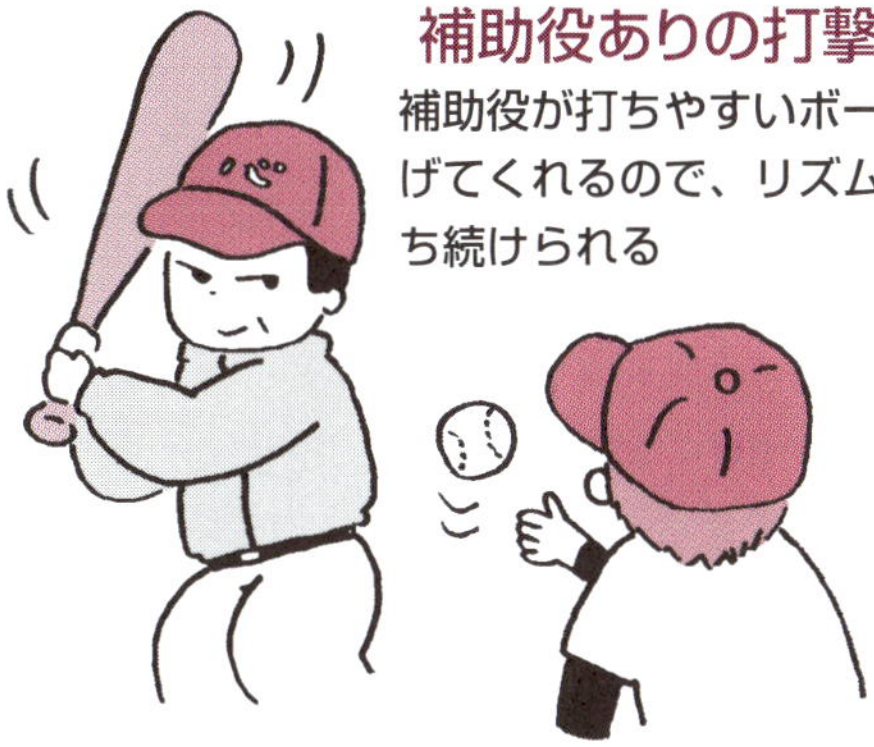

バッターは心室。心房は補助役

心房と心室の関係を野球の打撃練習にたとえるなら、バットをふるのは心室だけ。心房は近い距離から打ちやすいボールを投げてくれる補助役のようなものです。

▼心房細動が起きているときの心電図のパターン

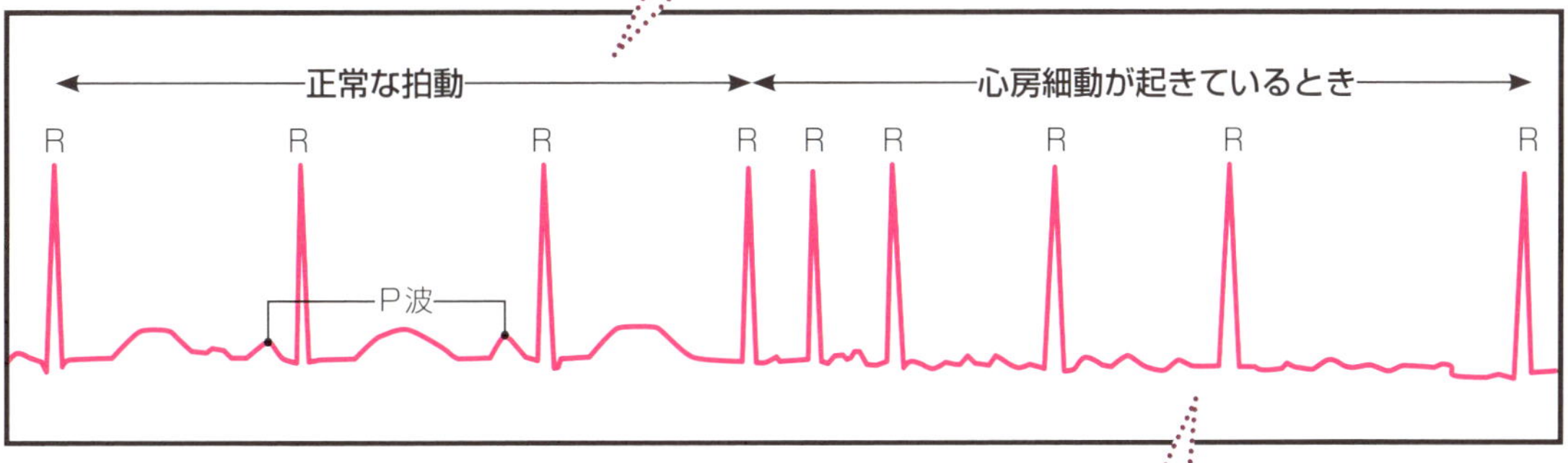

心房細動が起きているかどうかは、心電図を見れば明らか。心房の興奮を示すＰ波はさざなみのように揺らぎ、心室の収縮を示すＲとＲの間隔は不規則になる

心房細動が起きても心臓の動きは止まらない

心房細動が起きて心房が働けない状態になっても、それだけで心臓全体の動きが止まるわけではありません。全身に血液を送り出すポンプの役割を果たしているのは心室で、心房の働きは補助的なもの。血液循環は続きます。

一方で、命にかかわる事態が絶対に起きないとは言い切れない面もあります。心房細動があることで生じる弊害も少なくないからです。

補助役なしの打撃練習

補助役が役目を果たせなくても、自分でボールを投げ上げて打ち続けることは可能。しかし、リズムは乱れやすく、効率は悪くなる

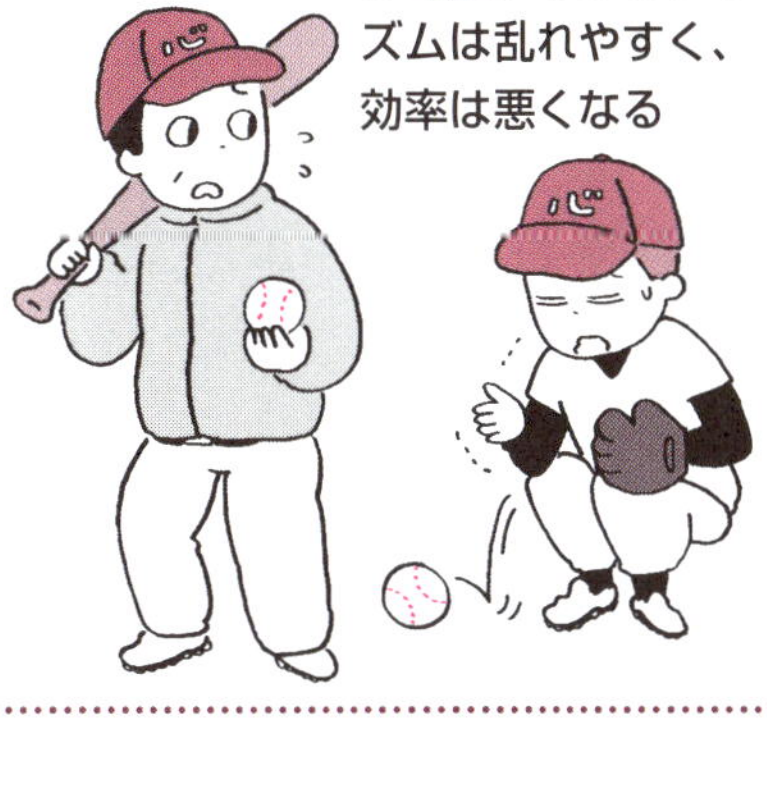

発症の要因

年齢、体質、全身の状態などが関係する

心房細動は年齢が高い人ほど起きやすい傾向がみられます。しかし、加齢だけが原因とはいいえません。心房細動が起きやすくなる要因はほかにもあります。

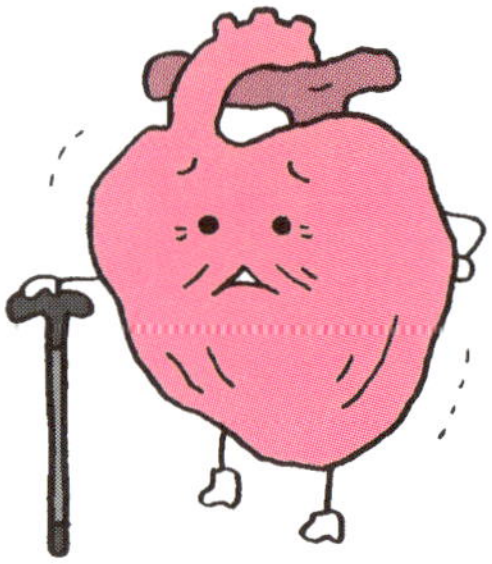

老化の現れ方は人それぞれ。心臓の電気系統に誤作動が起こりやすくなる人もいる

基本的には老化現象

年齢が高くなるにつれて、体にはさまざまな変化が生じてきます。心房細動は、心臓に現れる老化現象のひとつという面があります。実際、年齢が高くなるにつれ、心房細動をもつ人の割合は大幅に増加していきます。

▼心房細動がある人の割合（性別・年齢別）

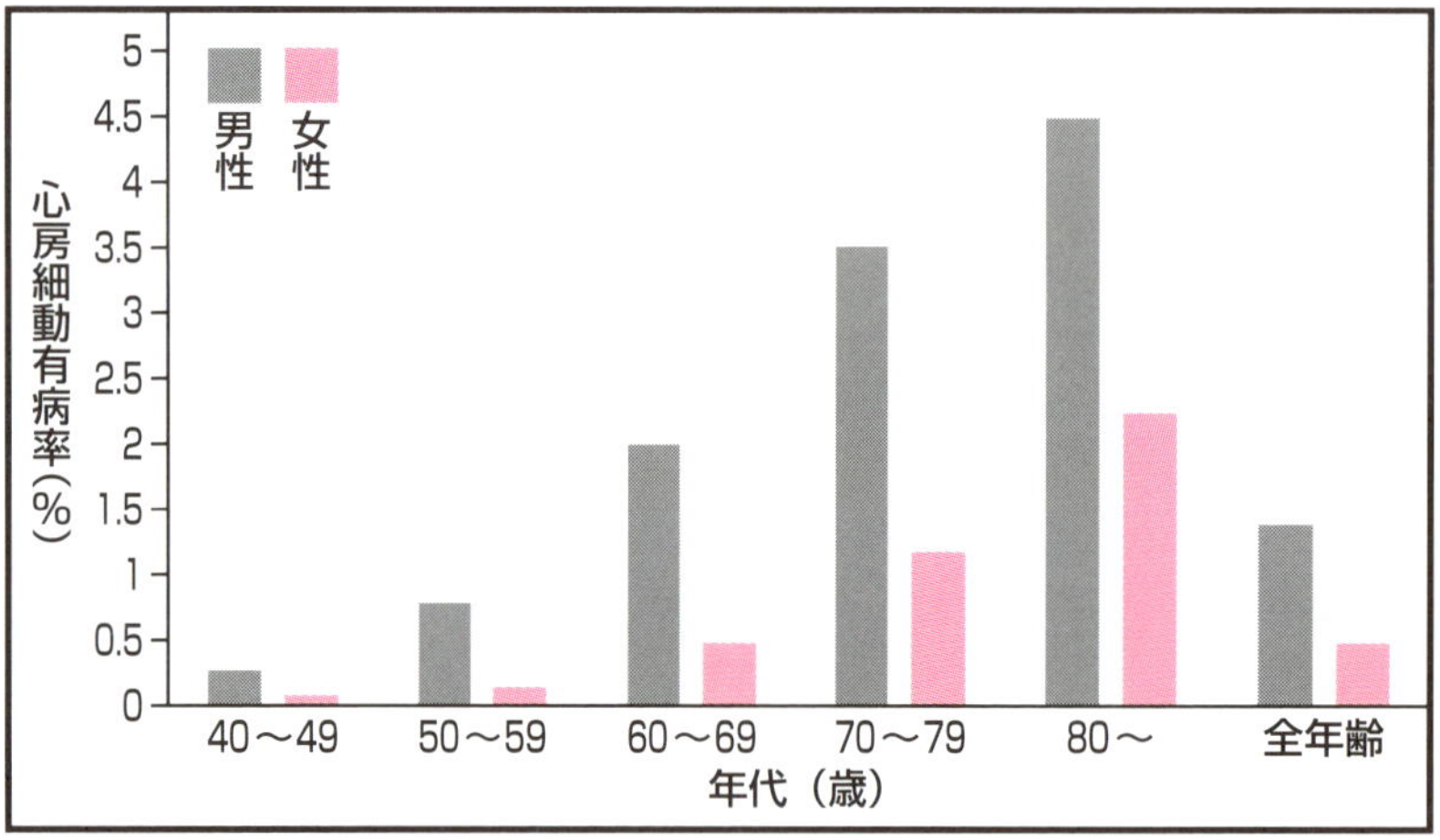

有病率は男性のほうが高いが、高齢人口は女性のほうが多いため、患者数に大きな差はない

(Inoue H, et al. Int J Cardiol. 2009 ; 137: 102-7)

自分がかかえる要因はなにか確かめておこう

加齢の影響が強いとはいえ、高齢になっても心房細動を起こさない人はたくさんいます。何歳で発症しようと、「なぜ自分が」と疑問をもつのは当然です。

心房細動が発症しやすくなる要因はいくつも知られており、かかえている要因の数が多いほど、心房細動は起きやすくなると考えられます。

すでに心房細動の診断を受けていても、自分がどんな要因をかかえているのか、確かめておく意味はあります。減らせる要因はできるだけ減らしていくことで、心房細動が起きにくくなることもあるからです。

年齢以外の要因も関係する

全身の状態や生活習慣の影響は、心臓にも及びます。心房細動がみられる人は、年齢が高いということだけでなく、さまざまな問題をかかえていることも少なくありません。

心臓の病気

心筋梗塞を起こしたことがあったり、心臓弁膜症があったりすると、心房細動が生じやすくなる

肥満

肥満は悪しき生活習慣の現れ。肥満度が高い人ほど、心房細動を起こしやすい

生活習慣病

高血圧や糖尿病、脂質異常症などの生活習慣病をかかえている人も多い

飲酒・喫煙

飲酒量が多い人、喫煙の習慣がある人は心房細動を起こすリスクが高まる

ストレス

精神的なストレスが強いときに起こりやすくなる人もいる

遺伝的な体質

近親者に心房細動の人がいる場合は、そうでない人にくらべて心房細動を発症しやすい

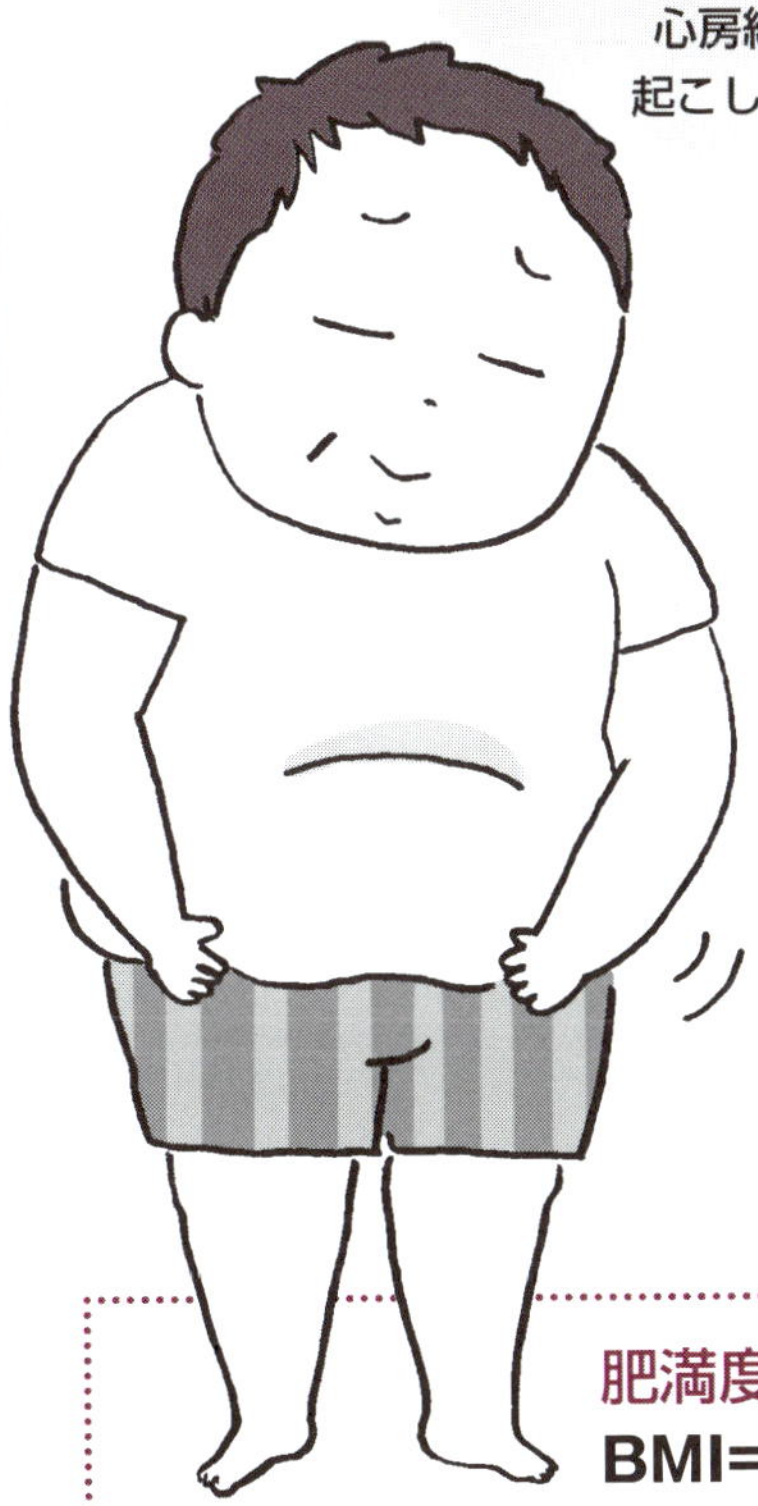

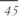

肥満度をチェック！

BMI＝体重（kg）÷身長（m）÷身長（m）

BMI	18.5未満	18.5～25未満	25～30未満	30～35未満	35～40未満	40 以上
判定	低体重（やせ）	普通体重	肥満度1	肥満度2	肥満度3	肥満度4

肥満度の判定には、一般に、身長と体重から算出するBMI（ボディ・マス・インデックス：体格指数）という指標が用いられる

進行のしかた

初めはたまに。やがてふるえ続ける心臓に

心房細動は進行性の不整脈です。自覚症状で進行度ははかれません。症状が強いからといって進行しているとはかぎらず、逆に症状はほとんどなくても、進んでいることもあります。

進行度から3つに大別される

心房細動は徐々に進行し、慢性化していく不整脈です。慢性化の度合いから３つに分類されます。

発作性心房細動

心房細動が出たり、止まったりをくり返している状態。初めのうちは、とくに治療しなくても数時間〜数日で止まります。発作が起きる頻度はまちまちです。たまにしか起きない人もいます。

持続性心房細動

発作が出ると何日間も続くようになります。１週間以上続くようなら持続性の心房細動に移行したと考えられます。

症状と進行度は必ずしも一致しない。進行するにつれ症状に慣れ、気づきにくくなっていくことも

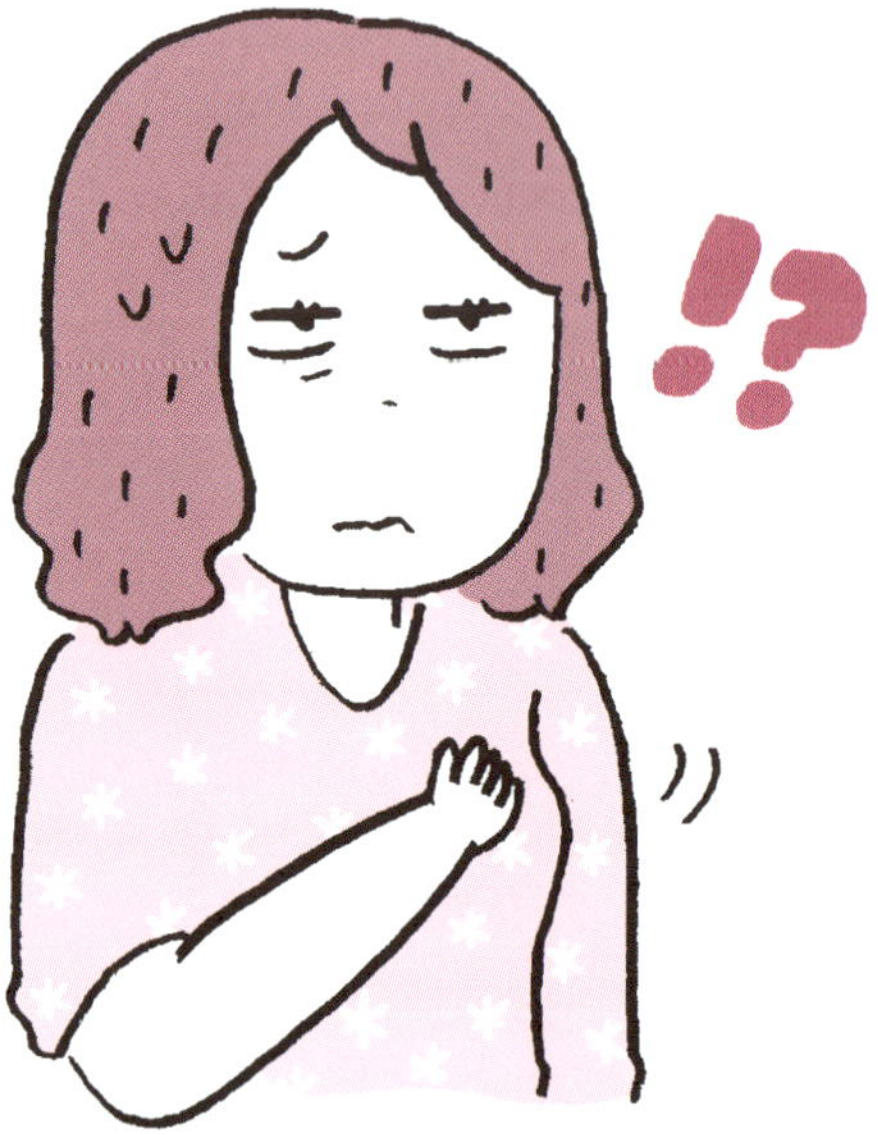

早期ほど治りやすいが診断がむずかしい

発作性の段階で見つけられれば、根治させることは十分に可能です。

しかし、心房細動が起こる頻度が低いと、ホルター心電図検査を受けても心房細動を示す波が見つからないことも。検査時に心房細動が起きないと、「異常なし」と見過ごされてしまいます。

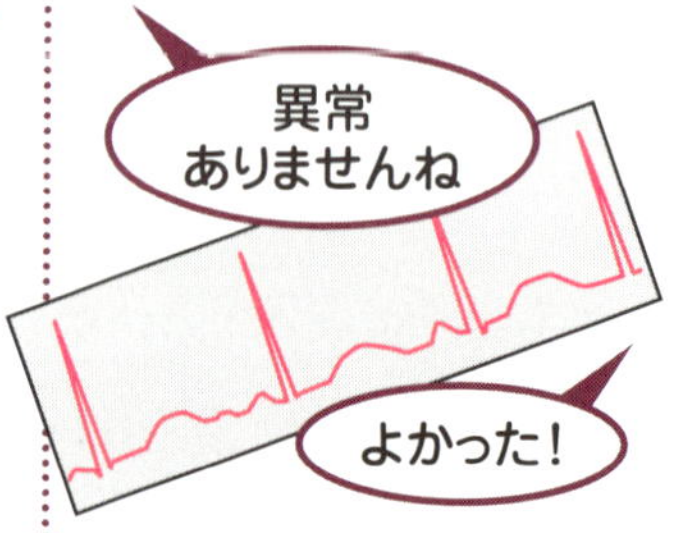

心電図に異常はなくても、記録していない間に心房細動が起きている可能性は否定できない

心房細動は確実に進行していく病気

心拍のリズムが規則正しくくり返されている状態を「洞調律」といいます。心房細動が起きると心拍のリズムは不規則になり、洞調律を維持できなくなります。

右のグラフに示すように洞調律の維持率は平均年五・五％ずつ減り、平均一四・一年で七七・二％が慢性化していきます。

進行しても、心房細動そのものに命を奪われるおそれはありませんが、脳梗塞や心不全を起こす危険性は高まります。

できるだけ早い段階で見つけ、しかるべき手段で完治を目指すことが肝心です。

▼心房細動の進み方

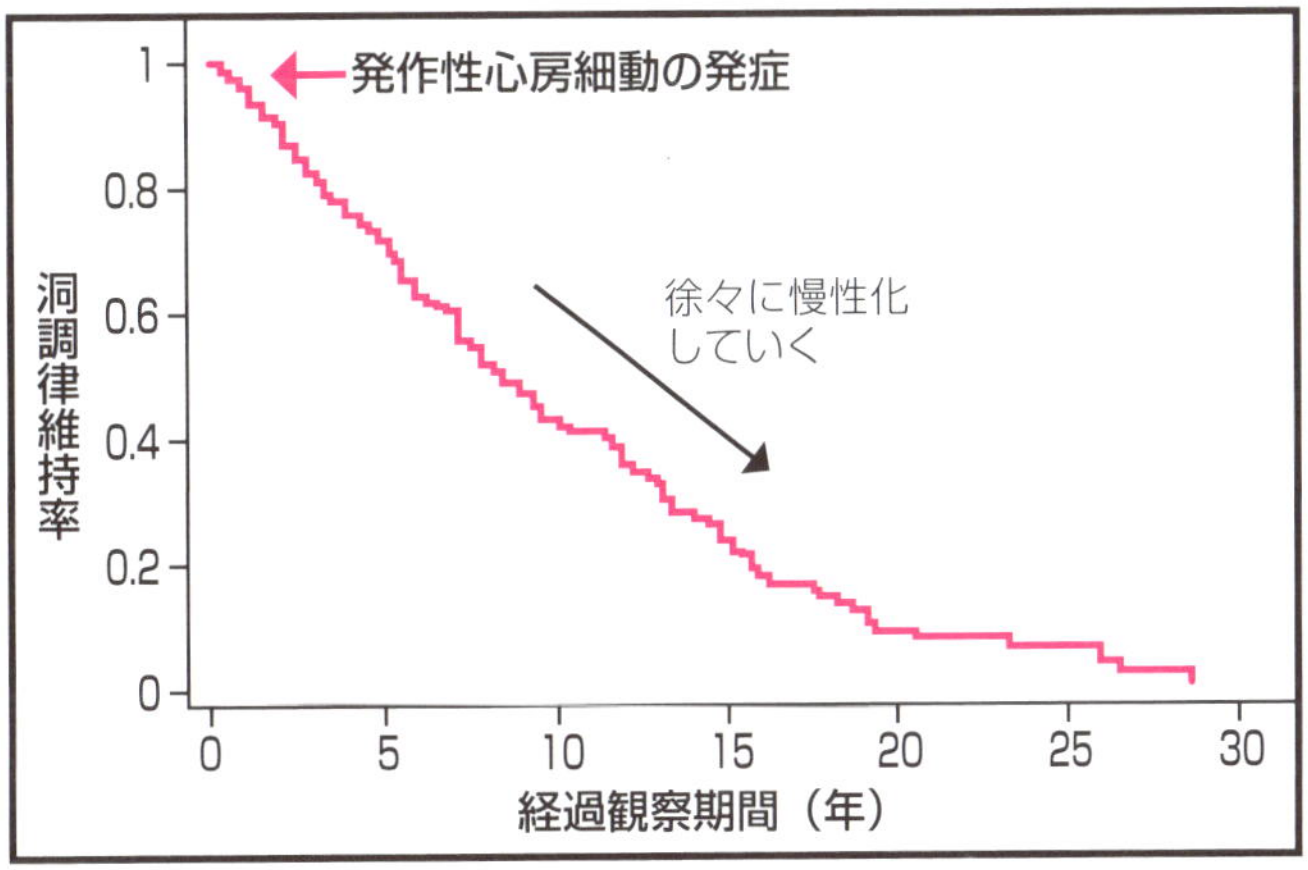

(Kato T, et al. Circ J. 2004 ; 68 : 568-72)

慢性心房細動

最終的には、つねに心房細動が起きている状態に。24時間すべての時間帯に心房細動がみられるので、外来での心電図検査でも心房細動だとすぐにわかります。

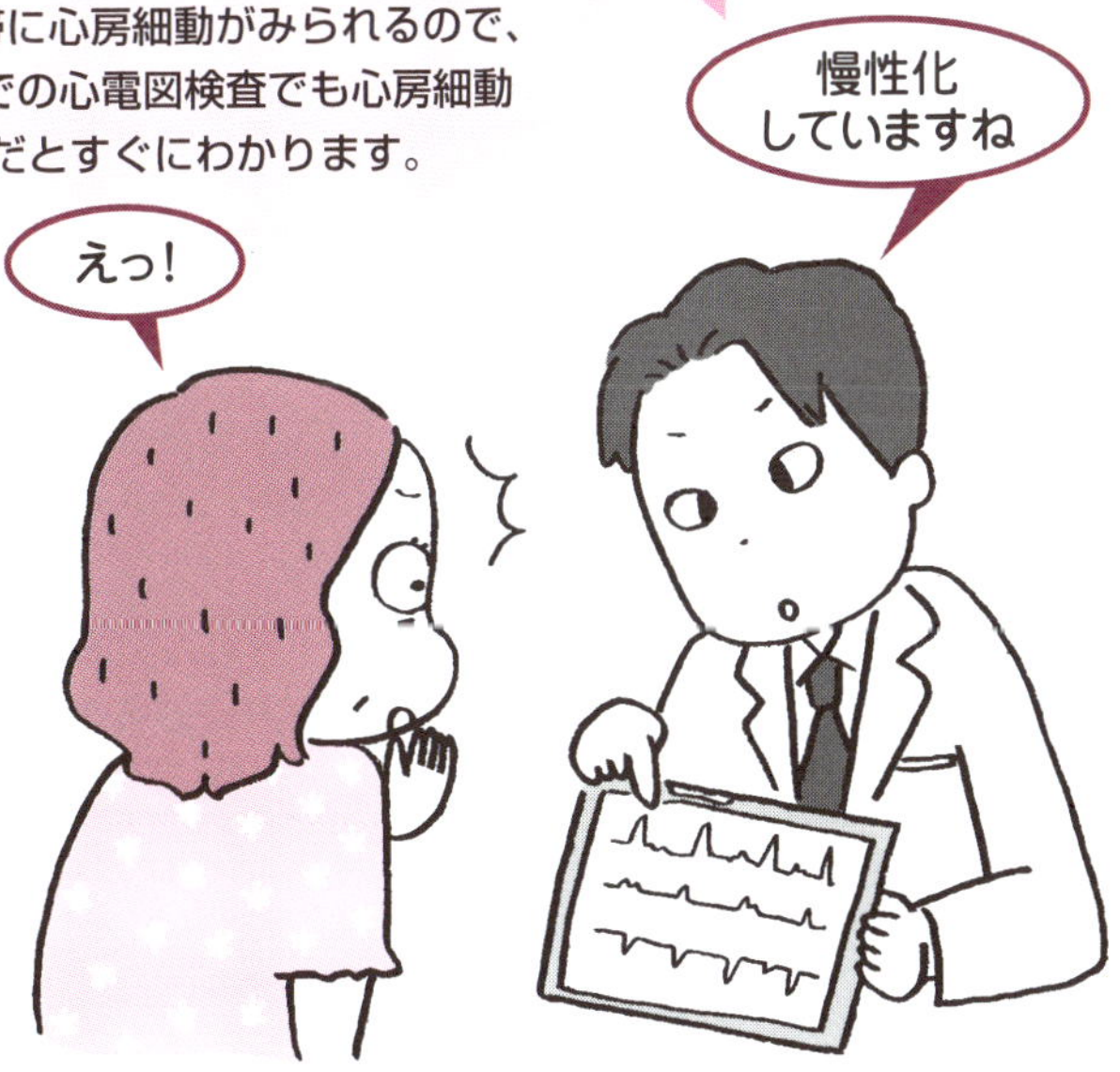

心房細動の仲間「心房粗動」

心房細動ではなく心房粗動と診断される人もいます。心房粗動は、簡単にいうと心房細動の弟分のようなもの。ふるえはしますが、心房の収縮は一分間に二五〇～三〇〇回程度と、心房細動より少なめです。このため「細動」ではなく「粗動」と呼ばれるわけです。

異常な電気信号の起き方は心房細動と異なりますが、治療法は同様です（→Ｐ72）。

脳梗塞との関係

心房内にできた血栓が脳血管をふさぐことも

心房細動に加齢、高血圧などの要因が加わると、脳梗塞の発症リスクが高まります。心房細動が原因で起きる脳梗塞は、重症度が総じて高め。発症リスクが高ければ予防策が必要です。

心原性脳梗塞が起こるしくみ

心臓内でできた血栓が脳血管をふさいで起きる脳梗塞を、心原性脳梗塞（心原性脳塞栓症）といいます。その最人の原因が心房細動です。

発作性の段階でも起きることがあるため、心房細動があると気づく前に、いきなり脳梗塞になる人もいます。

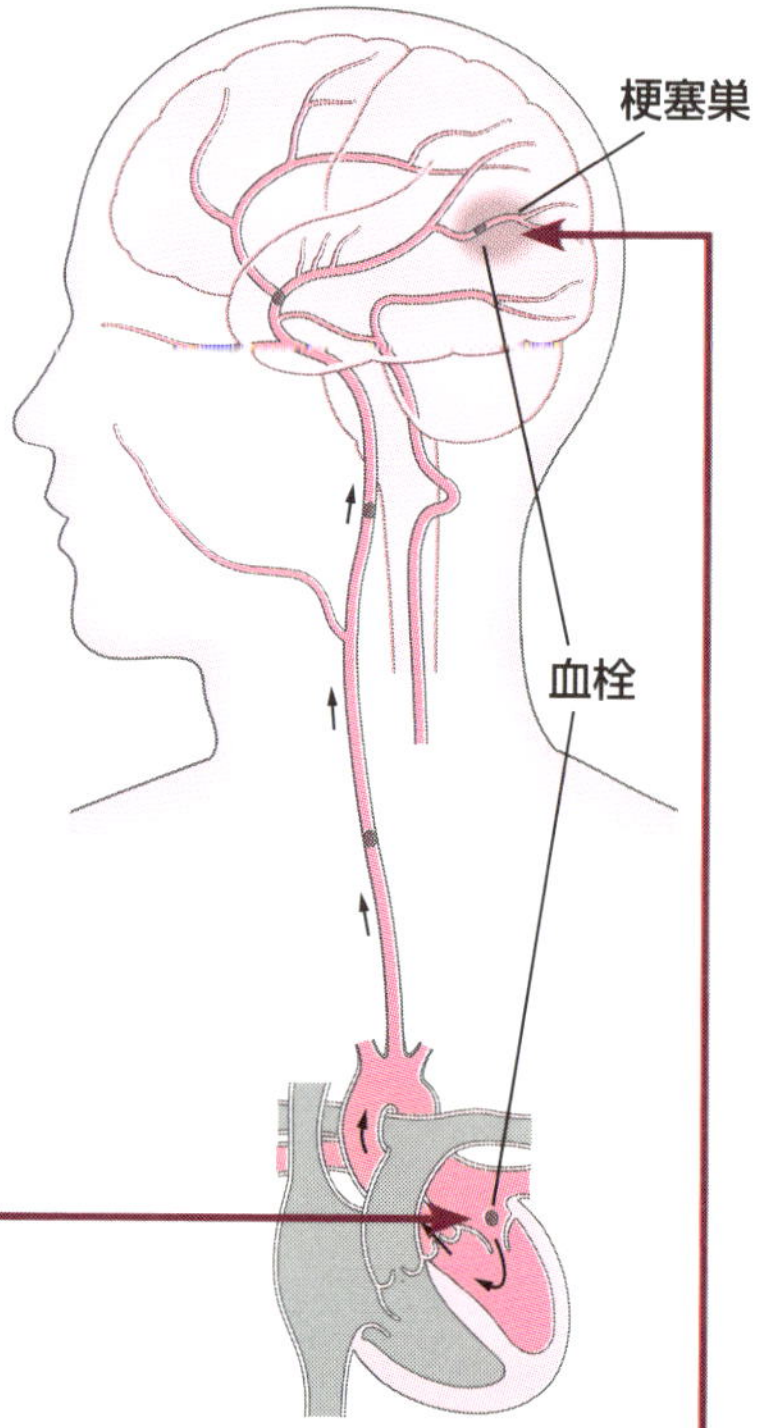

1 心房内に血栓ができて、流れ出す

- 心房細動が起きると血液がうまく送り出せず、心房内に血液がよどむ
- よどんだ血液が固まって血栓をつくる
- 左心房の片すみにできた血栓は、左心房から左心室へ、そこから大動脈へと流れ出す

心房細動が持続する時間が長いほど、血栓ができるリスクも高まる

2 脳の血管に血栓が詰まり、脳梗塞を引き起こす

- 大動脈から枝分かれした脳血管に血栓が入り込む
- 脳血管は徐々に細くなっていく。血栓が溶けないまま流れていくと、血管が一定以下の太さになったところで詰まってしまう
- 血栓が詰まった先には血液が届かなくなり、脳の神経細胞が壊《え》死《し》してしまう

脳梗塞が疑われる症状については21ページ参照

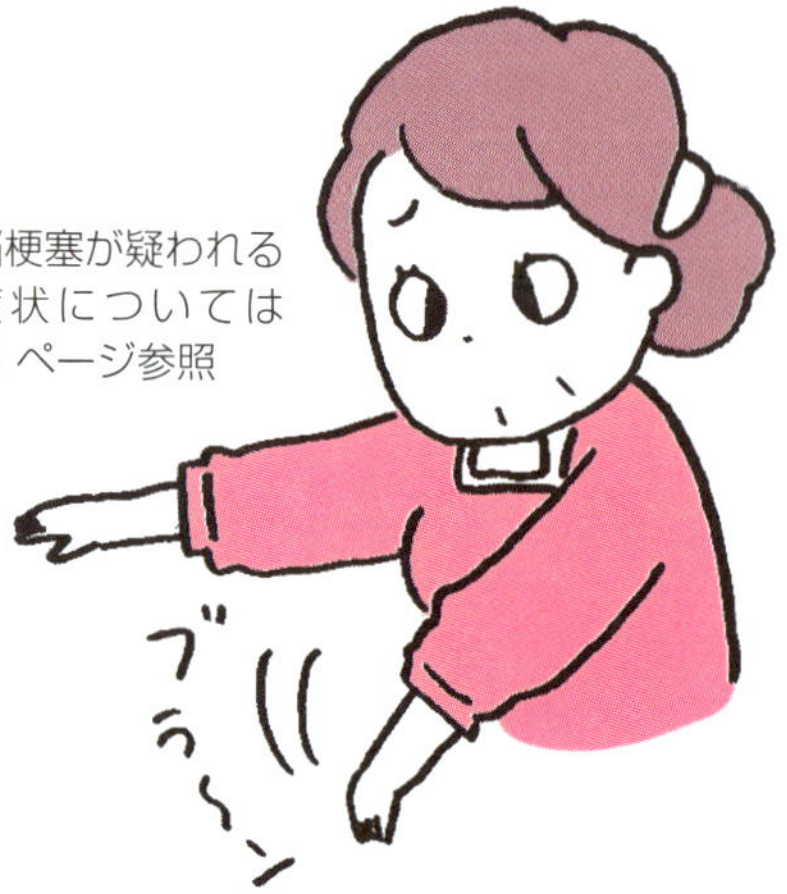

太めの血管が詰まると重い麻痺が残りやすい

脳梗塞は、発症の原因によって三つのタイプに分けられます。高血圧などの影響で細い血管のあちこちが詰まる「ラクナ梗塞」、動脈硬化が進んでいると起きやすい「アテローム血栓性脳梗塞」、そして「心原性脳塞栓症」です。

脳梗塞全体に占める割合はいずれも同じくらいですが、影響の現れ方は異なります。心原性脳塞栓症は、比較的太めの血管が詰まることが多く、命にかかわるような事態になったり、助かっても重い麻痺が残ったりすることが多いのです。

心房細動があるとわかったら、脳梗塞を予防するための治療を始めるかどうか、検討が必要です。

脳梗塞の発症リスクを点数にしてみよう

脳梗塞を起こす危険性がどれくらいあるかは、下記の $CHADS_2$ スコアで判断します。心房細動の進行度を問わず、スコア（点数）が高いほど脳梗塞の発症率は高まります。

合計点が2点以上、できれば1点でも、しかるべき治療が必要（→P60）

▼ $CHADS_2$（チャズ・ツー）スコア

C	Congestive heart	心不全(心機能が低下している)	1点
H	Hypertension	高血圧	1点
A	Age≧75	年齢が75歳以上	1点
D	Diabetes mellitus	糖尿病	1点
S	Stroke/TIA	脳梗塞や、一過性脳虚血発作を起こしたことがある	2点

▼ $CHADS_2$ スコア別脳梗塞発症率

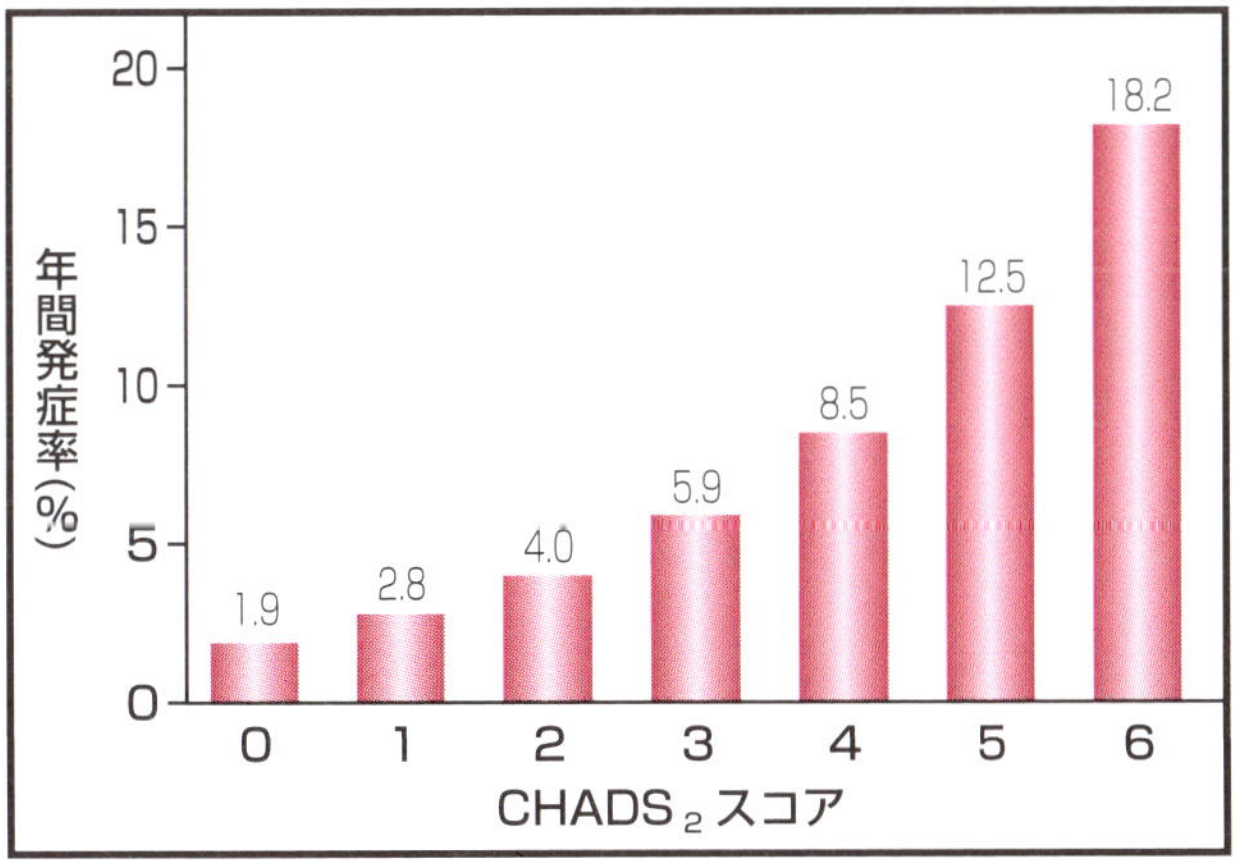

(Gage BF, et al. JAMA. 2001: 285 2864-70)

心不全との関係

心房細動が続くと心機能は低下していく

心房の機能が停止してしまうと、心室にも負担がかかります。心臓がポンプの役目を十分に果たせなくなり、心不全に陥る心配があります。

心房が働かないから増える心臓の負担

心房細動により上の部屋（心房）が補助役を果たせない状態が続くと、ポンプの働きをする下の部屋（心室）の働きも低下していきます。なかには短期間のうちに心不全の状態になってしまう人もいます。

心房のけいれんが続く

心房細動が起きている間、心房の働きは止まる

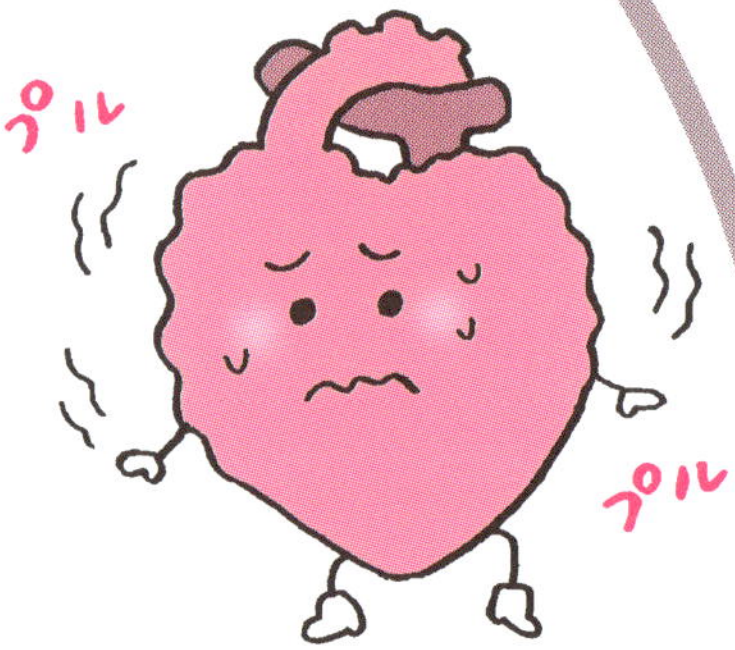

異常が起きているのは心臓の上半分を占める心房だけ。しかし、影響は全体に及ぶ

心筋に変化が起きる

細胞と細胞をつなぐ組織（間質）が線維化して柔軟性を失うなど、心筋に構造的変化が生じる

効率が悪くなる

心拍数が増え、頻脈の状態になると心室の収縮は弱まり、心臓のポンプ機能は平常時より25% ほど低下する

心房が広がっていく

柔軟性の低下により、心筋は収縮しにくくなり、広がりっぱなしの状態に（心拡大）

心不全に

心機能の低下が進み、血液の流れが悪くなるために、さまざま症状が現れるようになる

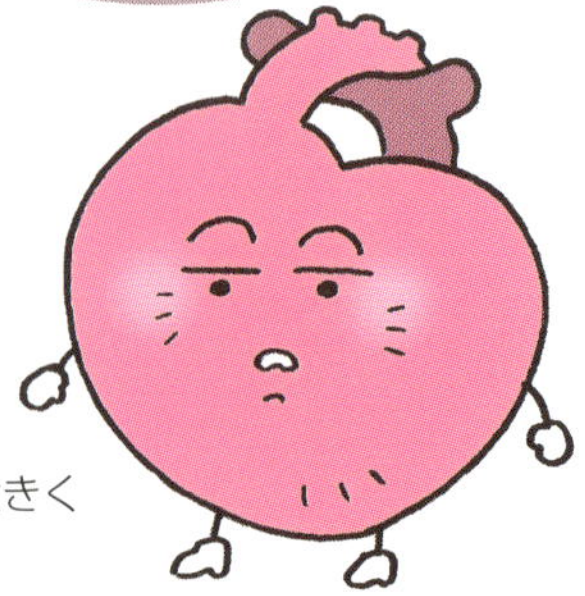

とくに心房が大きくなりやすい

心不全で起きやすい症状

血液循環が悪化すると、全身に酸素が届きにくくなります。老廃物や余分な水分を血液の流れに乗せて回収し、排泄する流れも滞りやすくなります。

息切れ／呼吸困難

血液の流れが停滞し、酸素不足の状態に陥りやすくなる

体重増加

尿量が減少し、余分な水分が体内にたまる

手足のむくみ

余分な水分は末梢にたまりやすい。冷えも生じやすい

倦怠感

酸素・栄養が十分に行き渡らないため、疲れやすくなる

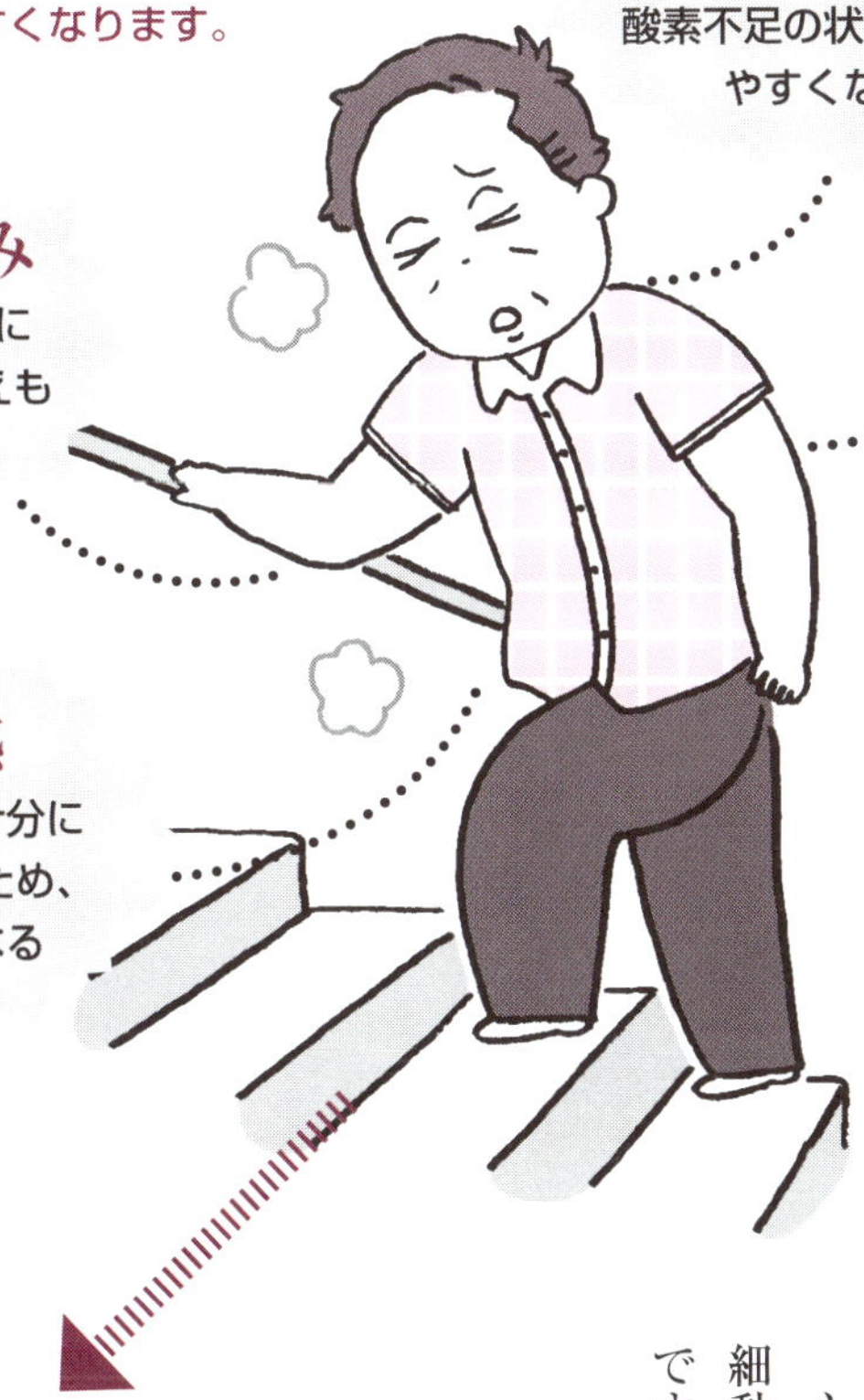

治療

もとの状態に戻すことはむずかしい。悪化させないことが主な目的になる

- ■心房細動を治す→可能ならカテーテルアブレーション
- ■体内の余分な水分を取り除く→利尿薬
- ■心臓の働きを手助けする→ジギタリス製剤
- ■心臓の負担を軽くする→アンジオテンシン変換酵素阻害薬／アンジオテンシン拮抗薬／アルドステロン拮抗薬／β《ベータ》遮断薬 など

予防・治療に必要なのは心房細動を止めること

日本循環器病学会では、心不全を「心臓が悪いために、息切れやむくみが起こり、だんだん悪くなり、生命を縮める病気」と定義づけています。心筋梗塞や心筋症などの心臓病が原因になることもありますが、心房細動が続くだけでも心不全の危険性は高まります。

脳梗塞は、血栓をつくりにくくする薬を服用していれば予防できる可能性が高いのですが、心房細動が続くかぎり心不全を起こす危険性は高まる一方です。心不全の状態と心房細動が合併すると、ますます心機能は低下していきます。

心不全の予防・改善には、心房細動そのものを止めることが必要です。

治療のしかた

悪影響を防ぐか、心房細動自体を治すか

心房細動は致命的な不整脈ではありませんが、心房細動があるゆえに生じる脳梗塞や心不全は、命にかかわるおそれがあります。これを避けるためには治療が必要です。

目的も手段も1つではない

悪影響を避けるのが目的か、心房細動そのものを治しておくのか。心房細動を治療する目的や手段はいろいろです。

どれか1つでよいこともありますが、複数の方法を組み合わせて治療を進めることもあります。

悪影響を防ぐ

脳梗塞を防ぎ、
不快な症状を減らすことが
できれば、当面は
問題なし

心房細動を止める

心房細動が
起きなくなれば、
悪影響が現れる
心配もなくなる

薬以外の方法

カテーテルアブレーション
心筋の一部を焼くなどして、異常な電流の経路を断つ根本的な治療法（→ P66）

その他
心房内の異常な電流をリセットする目的でおこなう電気ショックなどの方法もあるが、再発する可能性が高い

薬を使った治療

リズムコントロール
抗不整脈薬を服用して、心拍の正常なリズムを取り戻す（→ P64）

レートコントロール
心拍数を抑える薬で動悸を減らす（→ P62）

抗凝固療法
血液を固まりにくくする薬で血栓ができるのを防ぐ（→ P60）

長生きできるのはどっち?

選択肢が多いだけに、どのように対応していけばよいか迷うこともあるでしょう。異なる治療法どうしを比べてみれば、それぞれの特徴が浮かび上がります。

治療あり ＞ 無治療

心房細動がある人の生存率は、心房細動がない人にくらべて低いことがわかっています。しかし、適切な治療を受けていれば、心房細動がない人とほとんど変わりません。心房細動の発作が２度、３度と起きるようなら治療を始めましょう。

カテーテルアブレーション ＞ 薬物療法

心房細動が早期の段階なら、薬によるコントロールも有効です。しかし、薬は徐々に効きにくくなります。早めにカテーテルアブレーションを受けた人のほうが、長生きする可能性は高いといえます。

▼死亡率の比較

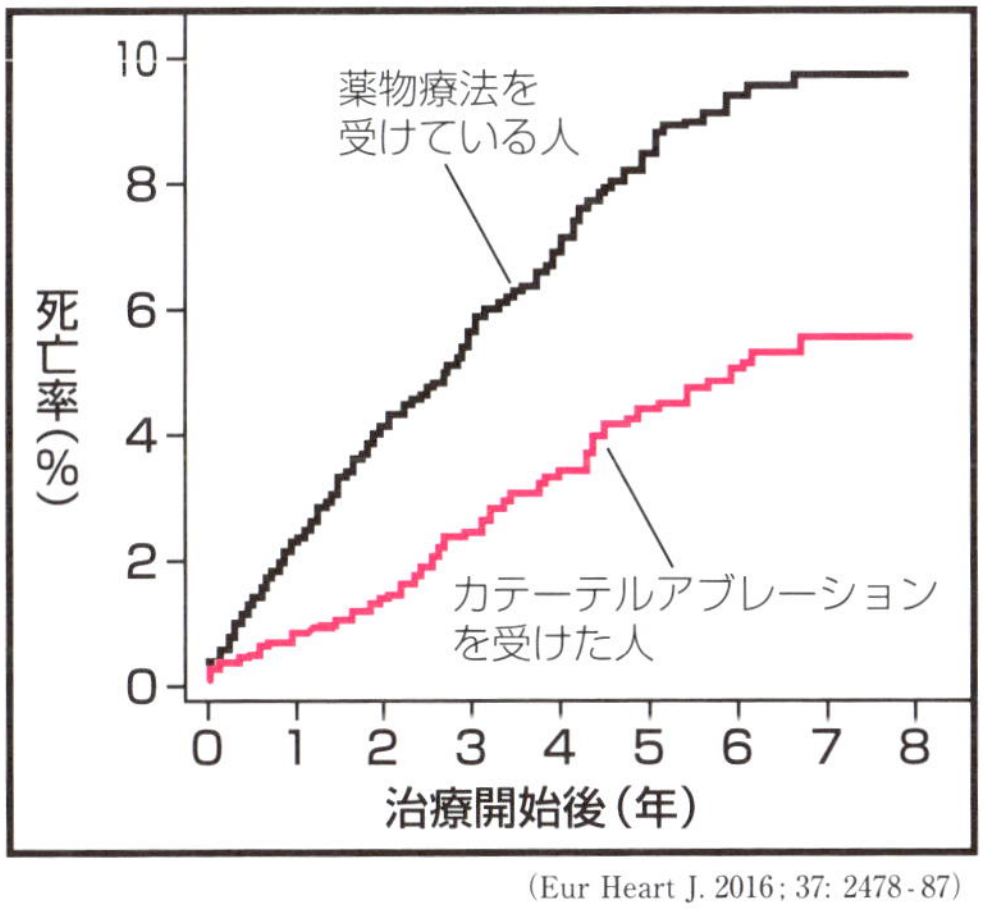

(Eur Heart J. 2016; 37: 2478-87)

カテーテルアブレーションを受けた人、薬物療法を受けている人、それぞれ2500人で比較したスウェーデンのデータ

レートコントロール ＝ リズムコントロール

薬物療法は、基本的には「つきあう」ための治療法。どちらも治療効果はほとんど変わりません。

治療の選択肢は広がっている

心房細動に対しては、さまざまな治療法があります。過去長い間、心房細動を完治させることはむずかしく、上手につきあいながら、悪影響を避けるための治療を続けていくしかありませんでした。

しかし、二〇〇〇年代以降、心房細動そのものを治すカテーテルアブレーションが急速に普及。治療の選択肢は広がっています。

治療方針の決め方

三つの観点から、とるべき方針を決める

心房細動にどう対応していくか、選択肢はいろいろあります。だれもが同じ治療法でよいというわけではありません。年齢や症状、進行度によって向き・不向きがあります。

自分の希望もあわせて主治医とよく相談を

心房細動の診断を受けても、そこから先の対応は人によって違います。根治を目指すか、脳梗塞を予防しながら心房細動とつきあっていくかは、年齢や進行度を基準に考えていくとよいでしょう。

ただ、年齢は同じでも健康状態には個人差があります。高齢というだけで、根治を目指せないわけではありません。逆に、比較的若くても、「薬でコントロールできるなら、あえて体を傷つけるような治療は受けたくない」という人もいるでしょう。それもひとつの考え方です。自分の希望もあわせて主治医とよく相談し、これからの治療方針を決めましょう。

治療法選びにかかわる3つのポイント

どんな治療法が適切かは、年齢や症状、心房細動の進行度によって異なります。自分の状態を照らし合わせて、考えていきましょう。

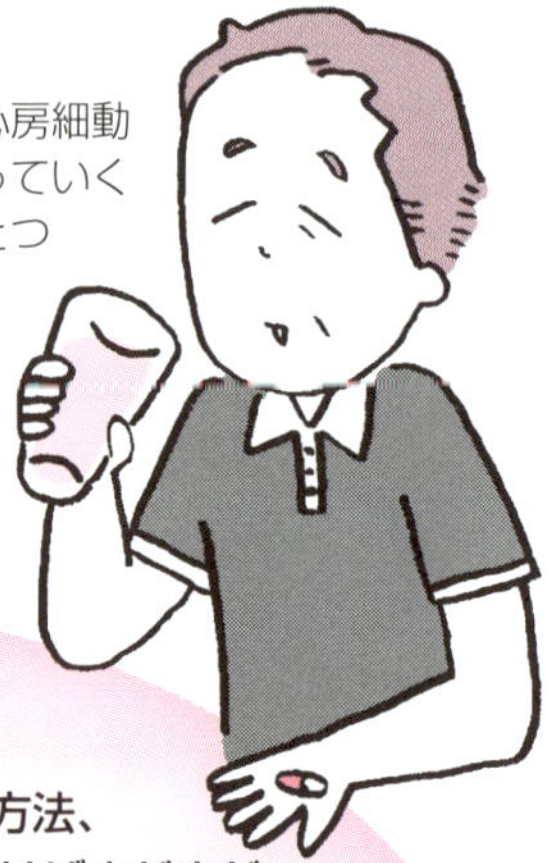

高齢なら心房細動とつきあっていくのも、ひとつの選択肢

年齢

年齢が高ければ「つきあう」方法、比較的若い人、心房細動さえ治しておけばまだまだ元気に長生きできそうな人は、「治す」方法がすすめられます。

30～40歳代	50～60歳代	70歳以上
先の人生は長い。薬を一生飲み続けるより、根治を目指す治療（カテーテルアブレーション）がすすめられる	自分の希望、心房細動以外にかかえている病気の有無などを考慮し、なにを優先するか決めよう	無理に根治は目指さず、脳梗塞の予防や症状の軽減をはかりながらつきあっていくとよい

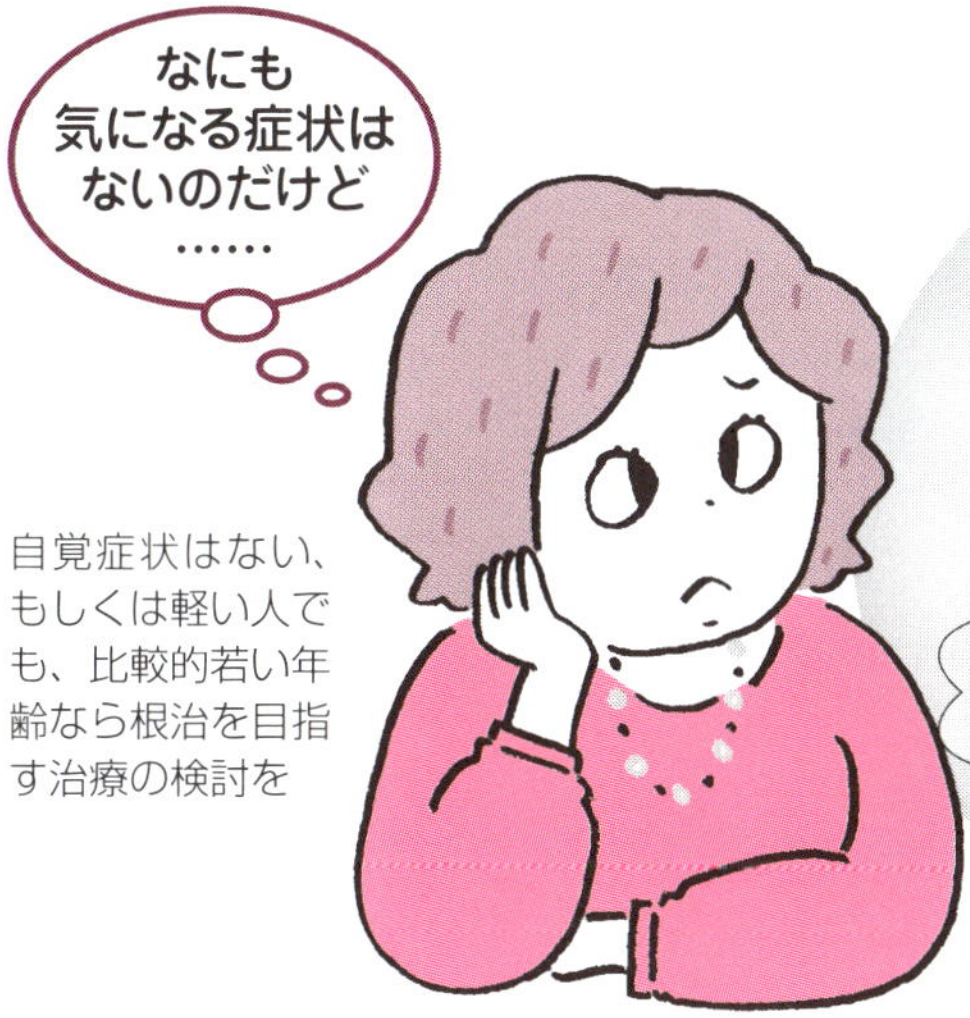
なにも
気になる症状は
ないのだけど
……

自覚症状はない、もしくは軽い人でも、比較的若い年齢なら根治を目指す治療の検討を

症状

症状の強さは治療へのモチベーションを左右します。あまり症状がない場合、治療の必要性を感じにくいかもしれませんが、場合によっては積極的な治療がすすめられます。

とくに困ったことはない

「年齢」と「進行度」で判断する

強い症状に苦しんでいる

薬物療法でやわらぐこともあるが、根治させるならカテーテルアブレーションを

発症したばかりなら様子をみることも

心房細動による初めての発作で、すぐに受診して診断がつき、翌日には止まっていたという場合、通常はとくに治療せず、そのまま様子をみます。

じつは初めて心房細動が起きた人の半数は、その後まったく発作を起こさないと報告されています。2回、3回と発作が起きるようになってから、治療を考えればよいでしょう。

▼やるべきこと

定期的なチェック

生活改善

進行度

進行するほど、根治を目指すのはむずかしくなります。

発作性

薬物療法でもカテーテルアブレーションでも、正常なリズムを取り戻しやすい

↓

持続性

薬物療法でよい状態を保てる人は2割程度に。アブレーションなら7～8割

↓

慢性

薬物療法でリズムの調整はむずかしい。アブレーションの成功率も5～7割に

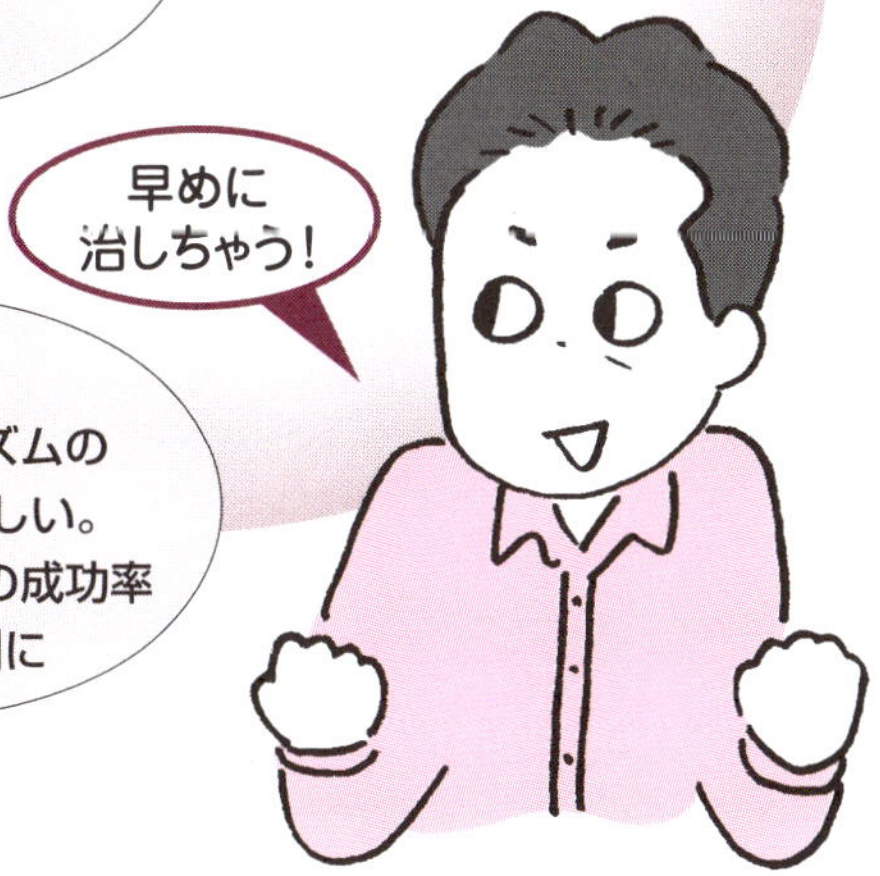
早めに
治しちゃう！

ベストな選択は一人ひとりの状態によって違う

前項で示したように、治療法は自分の年齢・症状・進行度に合ったものを選んでいくようにします。チャートにしたがって、自分に適した治療法を探してみましょう。

チャートでチェック!

自分に当てはまる項目を選んでいった先にあるのが、あなたの状態に合っていると考えられる治療法です。

心房細動以外に持病がある場合などは、治療の進め方が異なることもありますので、実際の選択にあたっては、主治医とよく相談したうえで判断してください。

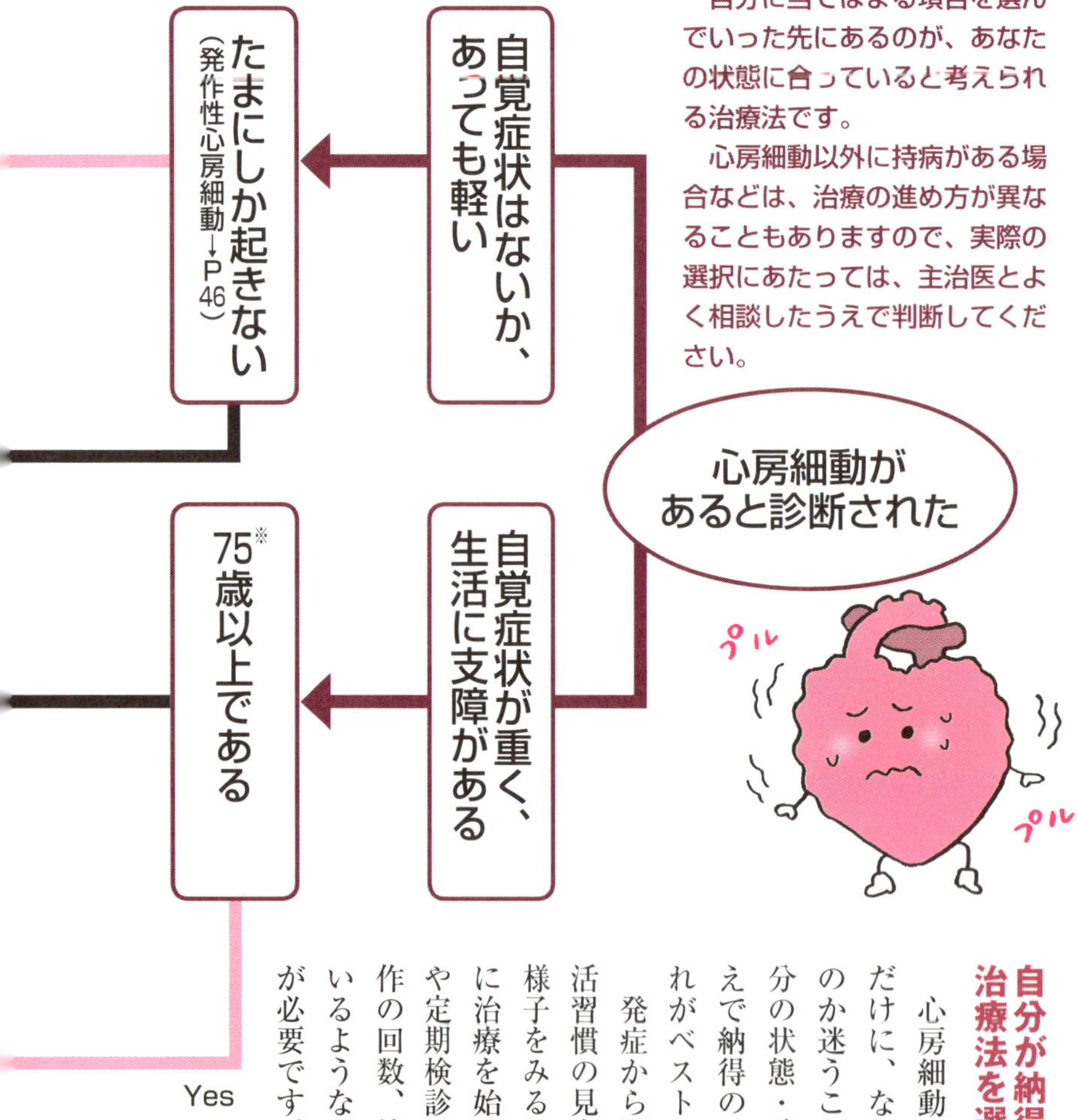

自分が納得できる治療法を選ぼう

心房細動の治療は選択肢が多いだけに、なにが自分に適しているのか迷うことも多いでしょう。自分の状態・希望を明らかにしたうえで納得のいくものを選べば、それがベストな選択です。

発症から間もない時期には、生活習慣の見直しだけで、しばらく様子をみることもあります。すぐに治療を始めない場合でも、検脈や定期検診は続けてください。発作の回数、持続時間が増えてきているようなら、対応を見直すことが必要です。

※高齢者を現す意味で便宜上設定した年齢。実年齢と身体的な年齢は異なる人も多く、75歳以上でもカテーテルアブレーションが適応となることもある

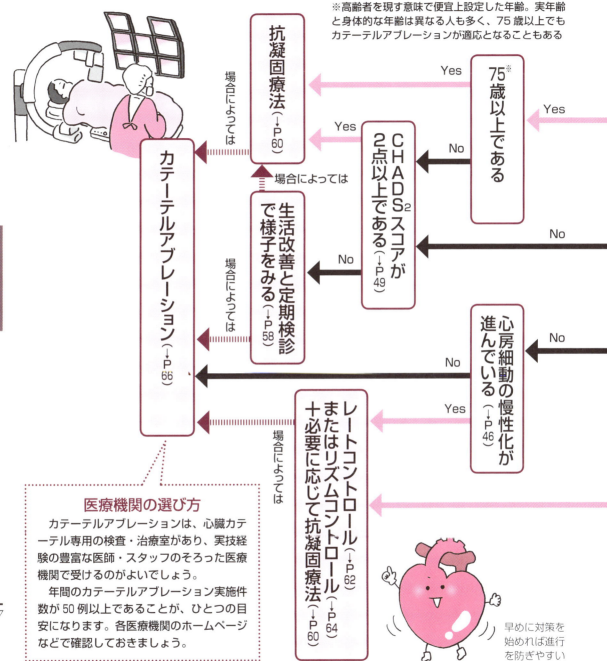

→ Yes

75歳以上である※

Yes → **抗凝固療法**（→P60）

No → **CHADS2スコアが2点以上である**（→P49）

→ No

Yes → **抗凝固療法**（→P60）

No → **生活改善と定期検診で様子をみる**（→P58）

場合によっては → **抗凝固療法**

場合によっては → **カテーテルアブレーション**（→P66）

→ No

心房細動の慢性化が進んでいる（→P46）

No → **カテーテルアブレーション**（→P66）

Yes → **レートコントロール（→P62）またはリズムコントロール（→P64）＋必要に応じて抗凝固療法（→P60）**

→

場合によっては → **カテーテルアブレーション**

医療機関の選び方

カテーテルアブレーションは、心臓カテーテル専用の検査・治療室があり、実技経験の豊富な医師・スタッフのそろった医療機関で受けるのがよいでしょう。

年間のカテーテルアブレーション実施件数が50例以上であることが、ひとつの目安になります。各医療機関のホームページなどで確認しておきましょう。

生活のなかでできる対策

生活習慣の見直しで発作は起きにくくなる

心房細動以外にも、さまざまな生活習慣病をかかえていませんか？
生活習慣の見直しは、生活習慣病の改善につながるだけでなく、心房細動にもよい影響を与えます。

目標を見定めよう

血圧・血糖などのコントロールが不十分なまま、心房細動だけを治そうとしてもうまくいきません。しっかり管理していきましょう。

血圧管理の目標

カッコ内に示す家庭での測定値は、医療機関での測定値より少し低めを目標にします。

75歳未満なら	140／90mmHg未満（135／85 mmHg未満）
75歳以上なら	150／90mmHg未満（145／85 mmHg未満）
糖尿病や慢性腎臓病があれば	130／80mmHg未満（125／75 mmHg未満）

（日本高血圧学会による）

血糖管理の目標

HbA1c（ヘモグロビン A1c）は、過去1～3ヵ月間の平均的な血糖値を知るための指標です。

血糖正常化を目指すなら	HbA1c　6.0%未満
合併症を予防するには	HbA1c　7.0%未満
治療強化が難しい場合には	HbA1c　8.0%未満

（日本糖尿病学会による）

体重管理の目標

BMI（→P45）22になるくらいの体重が理想的といわれます。

身長（m）×身長（m）×22
＝目標体重（kg）

その他

コレステロール値や中性脂肪値に異常がみられる脂質異常症、尿酸値に異常がみられる高尿酸血症などをかかえている人は、適宜、治療が必要です。

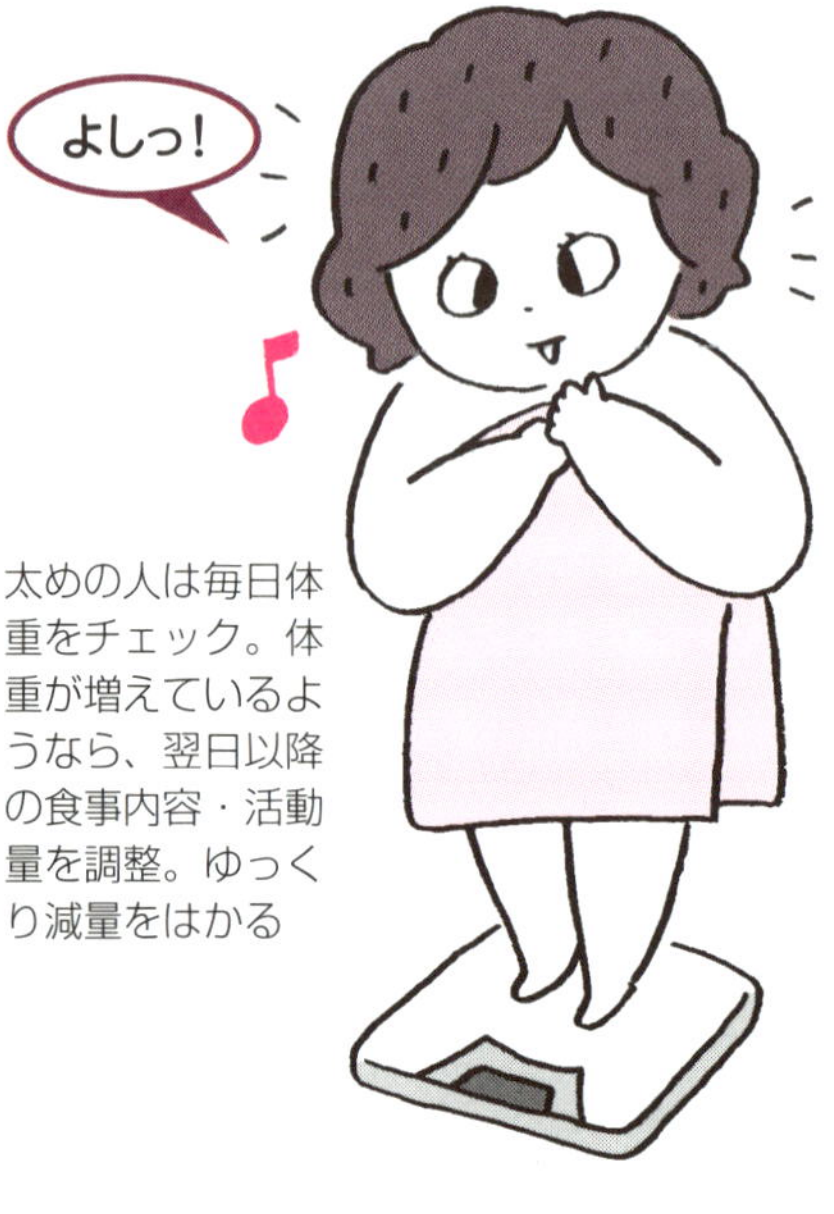

太めの人は毎日体重をチェック。体重が増えているようなら、翌日以降の食事内容・活動量を調整。ゆっくり減量をはかる

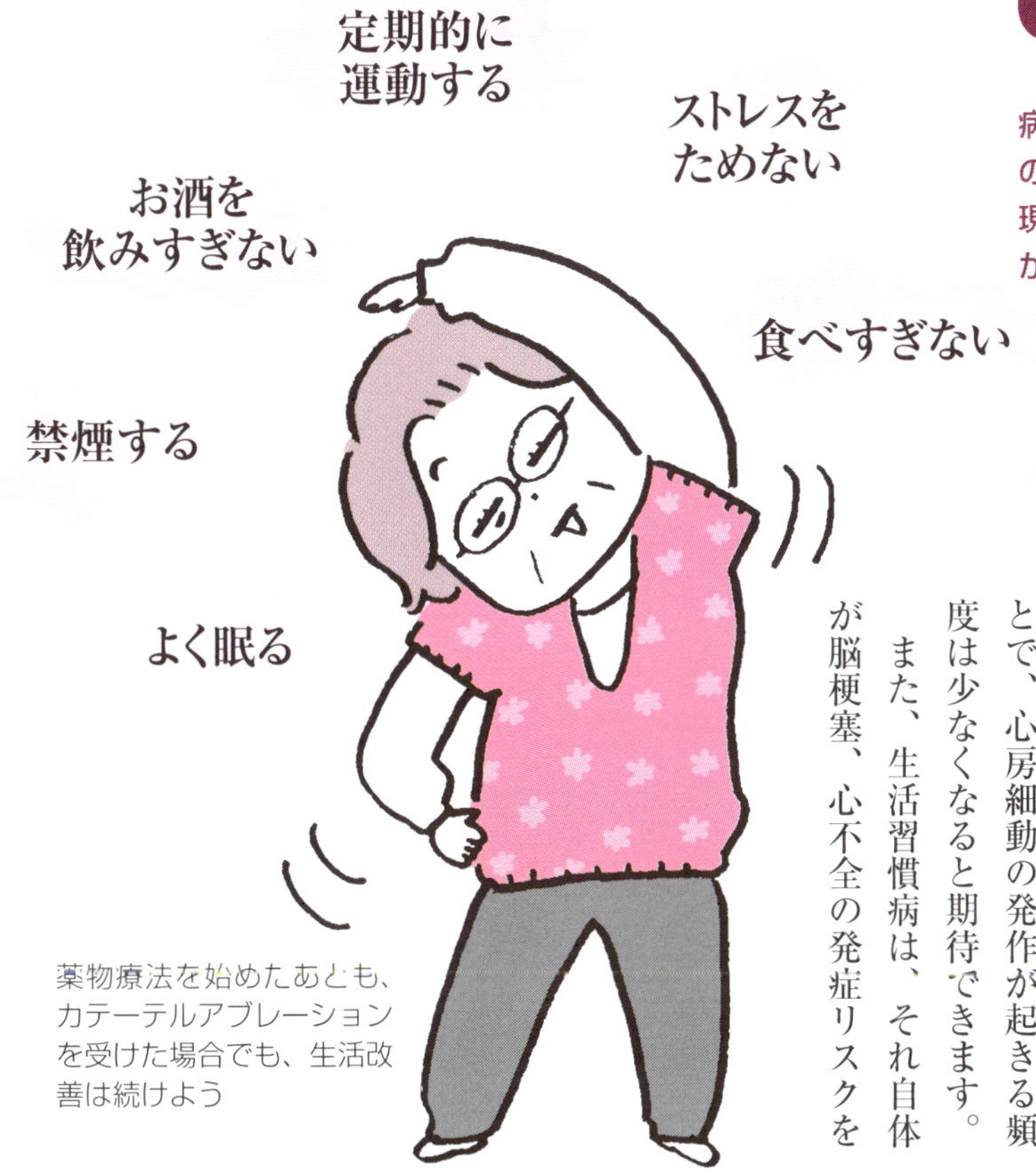
定期的に
運動する
ストレスを
ためない
お酒を
飲みすぎない
食べすぎない
禁煙する
減塩を
心がける
よく眠る

薬物療法を始めたあとも、カテーテルアブレーションを受けた場合でも、生活改善は続けよう

改善ポイントは共通する

心房細動との関連が深い生活習慣病は、その名のとおり「生活習慣」の問題が重なることで生じるもの。現れ方は違っても、改善のために心がけたいことは共通しています。

心房細動の根底にある悪しき生活習慣を見直す

高血圧や糖尿病などの生活習慣病は、心房細動を起こしやすくします(→P45)。心房細動になってしまったら手遅れだ、などとあきらめないでください。血圧や血糖をしっかりコントロールしていくことで、心房細動の発作が起きる頻度は少なくなると期待できます。

また、生活習慣病は、それ自体が脳梗塞、心不全の発症リスクを高める要因でもあります。心房細動を改善するだけでなく、心房細動が続くことで生じるリスクを回避するためにも、根底にある悪しき生活習慣を見直し、改善していきましょう。

睡眠時無呼吸症が心房細動を増やす!?

睡眠時無呼吸症候群は、睡眠中に何度も呼吸が止まり、酸素不足に陥って熟眠できなくなる病気です。さまざまなタイプの不整脈と合併しやすく、心房細動も例外ではありません。

減量、禁酒で改善することもありますが、場合によってはCPAP（シーパップ）という特殊なマスクの使用がすすめられます。

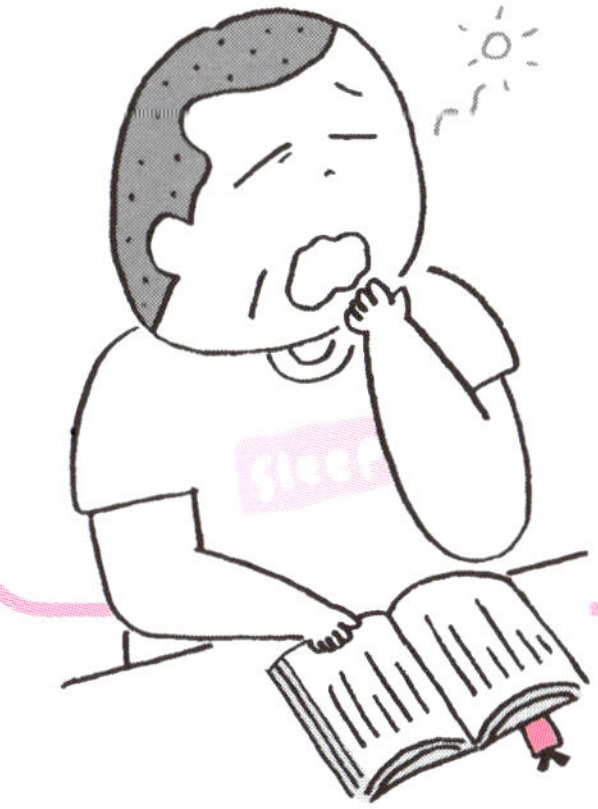

睡眠時間は十分なのに、日中の眠気が強い人は要注意

薬物療法①抗凝固療法

血液をサラサラにする薬で血栓を防ぐ

心房細動が続くことで発症しやすくなる脳梗塞。原因となる血液のかたまり、すなわち血栓をつくりにくくする薬の服用を続けることで、脳梗塞予防をはかるのが抗凝固療法です。

抗凝固療法の特徴

血液がもつ固まる性質は、血液中に含まれる血小板と、血液凝固因子といわれる成分がもたらすもの。抗凝固療法では、血液凝固因子の働きを弱める薬を服用し、流れが悪くなった心房内で血栓ができるのを防ぎます。

使う薬は大きく2タイプ

従来から用いられてきたワルファリンは、血液凝固因子の生成に関与するビタミンKの働きを抑える薬で、間接的に血液凝固因子の作用を弱めます。

2011年以降は血液凝固因子に直接作用する直接作用型経口抗凝固薬（DOAC:direct oral anticoagulants）も登場。現在はこちらが主流です。

効きすぎると出血が止まりにくくなる

血液が固まりにくくなるため、傷口からの出血が止まりにくくなるおそれがあります。

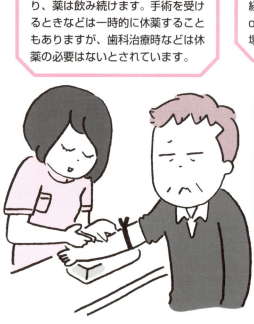

$CHADS_2$スコア2点以上なら必ず受ける

心房細動のほかにも血液が固まりやすい要因があれば、抗凝固療法が必要です。$CHADS_2$スコア（→P49）で1点ずつ加点される4つの要因のうち、とくに重視すべきは年齢です。65歳以上なら基礎点として1点を加えて計算し、スコア2点以上なら治療を開始します。

ずっと飲む

心房細動が完全に止まらないかぎり、薬は飲み続けます。手術を受けるときなどは一時的に休薬することもありますが、歯科治療時などは休薬の必要はないとされています。

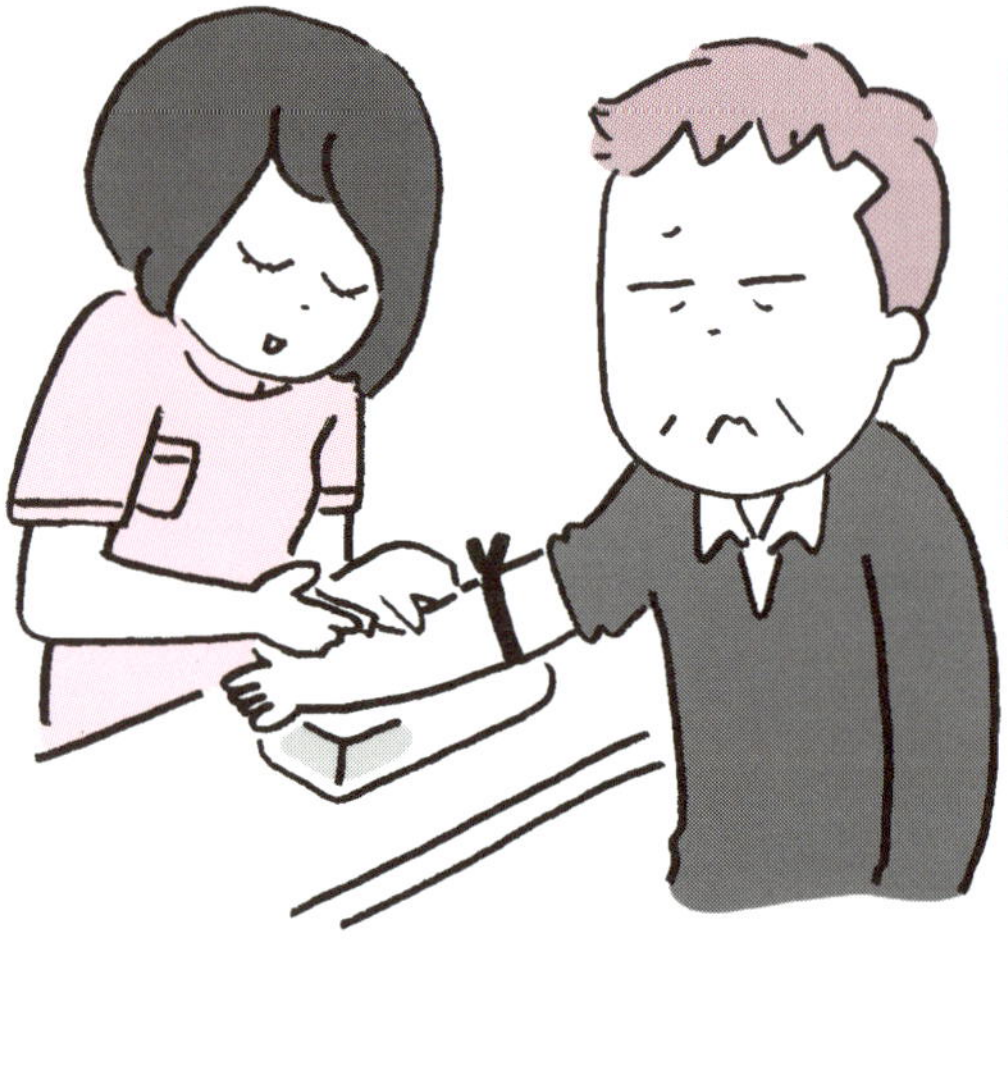

ワルファリンを使う場合は、定期的な採血が必要

薬の特徴を知って選ぶ

ワルファリンか、直接作用型経口抗凝固薬のなかから、どれか１つを使います。ワルファリンより直接作用型経口抗凝固薬のほうが使いやすいものの、血栓予防効果に大きな差はありません。

PT-INR値をチェック

採血した血液に試薬を混ぜて固まる時間（プロトロンビン時間）の国際標準比。正常な場合を 1.0 として、値が高いほど血液は固まりにくくなる。3.0 を超えると出血性の合併症が増えるため、2.0 ～ 3.0（高齢者は 1.6 ～ 2.6）になるように調整する

薬剤名（カッコ内は商品名）	よい点	問題点
ワルファリン （ワーファリン）	●心臓弁膜症で人工弁に置き換える手術を受けたあとにも使用できる ●薬価が安い	●効果の現れ方に個人差があるため、何度も採血してPT-INR値を確認する必要がある ●ビタミンKを多く含む食品を控える必要がある。納豆は禁忌
直接作用型経口抗凝固薬 ①ダビガトラン（プラザキサ®） ②リバロキサバン（イグザレルト®） ③アピキサバン（エリキュース®） ④エドキサバン（リクシアナ®）	●効果の現れ方に個人差が少なく、安定しているため、採血をして効きぐあいをチェックする必要がない ●効果出現までの期間は短い ●食品の制限なし ●脳出血など、出血性の副作用がワルファリンより少なめ	●腎機能が低下している人は使いにくいものもある ●内服量の微調整がしにくい ●効果が長持ちしない ●人工弁の人は使えない ●薬価が高い

なにが違う？

●服用回数　②④は１日１回、①③は１日２回

●抗凝固作用　①がもっとも高い

●安全性　③④は高齢者、腎機能が低下している人にも使える

流れが停滞してできる血栓を予防する

血液には固まる性質があります。体内でも、血液の流れが悪くなると、血小板と血液凝固因子が寄り集まり、赤血球などを巻き込みながらドロドロとしたかたまり、すなわち血栓となっていくおそれがあります。これを防ぐ治療が抗凝固療法です。

血液をサラサラにする薬として知られるアスピリンは、血小板の凝集を抑制する薬。動脈硬化が進んで傷んだ血管の壁にできる血栓の予防には有効ですが、血流が停滞してできる血栓を予防するには、血液凝固因子の働きを弱める薬のほうが向いています。

薬物療法②レートコントロール

心拍数を調整する薬で頻脈を抑える

激しい動悸などの症状は、心拍数を抑える働きをもつ薬を使うことでやわらぎます。心拍のレート（rate）、つまり速度を調整するという意味で、レートコントロールといわれます。

レートコントロールの特徴

つらい症状は、心房で生じている異常な電気信号を調整しきれず、心室の収縮の頻度が増す、つまり心拍数が増えることが主な原因です。症状の改善には、心室が収縮するペースを抑えるレートコントロールが有効です。

心拍数を減らす

電気信号を発する洞結節や、心房から心室への中継地点となる房室結節は、自律神経の影響を受けています。そこで自律神経の働きを調整する薬などを使い、心拍数を減らします。

交感神経の働きを抑制すれば、心房がふるえていても、心拍は増えにくくなる

自律神経

副交感神経	交感神経
洞結節への刺激を減らして心拍数を下げるとともに、房室結節に働きかけて心房から心室に伝達される電気信号の流れをゆるやかにする	洞結節を刺激して心拍数を上げるとともに、房室結節に働きかけ、心房から心室へ電気信号を伝達しやすくする

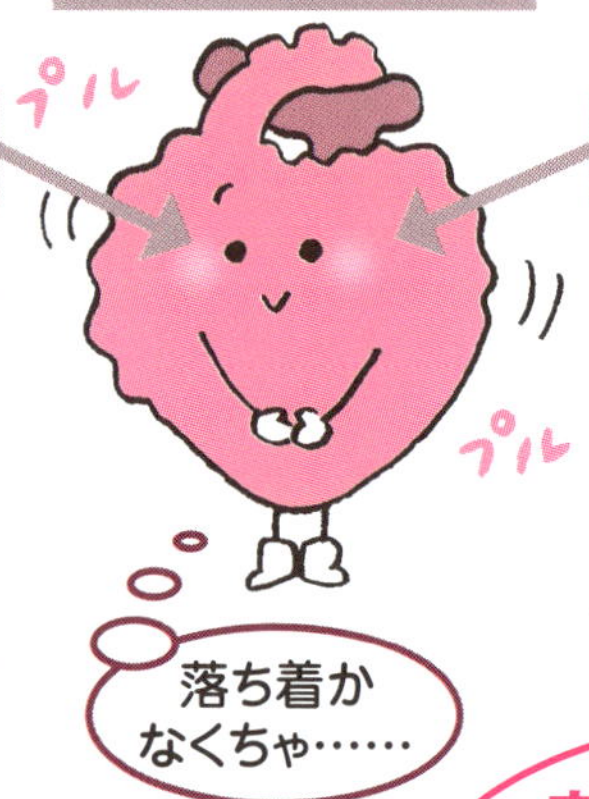

プル
プル
落ち着かなくちゃ……

心房細動そのものは治っていない⇒進行は止められない

心房細動を引き起こす異常な電気信号の発生は、レートコントロールでは止まりません。心房のけいれんは続き、心房細動は進行していきます。

症状は楽になる

心房細動は続いていても、心拍数が減れば不快な症状は起きにくくなります。

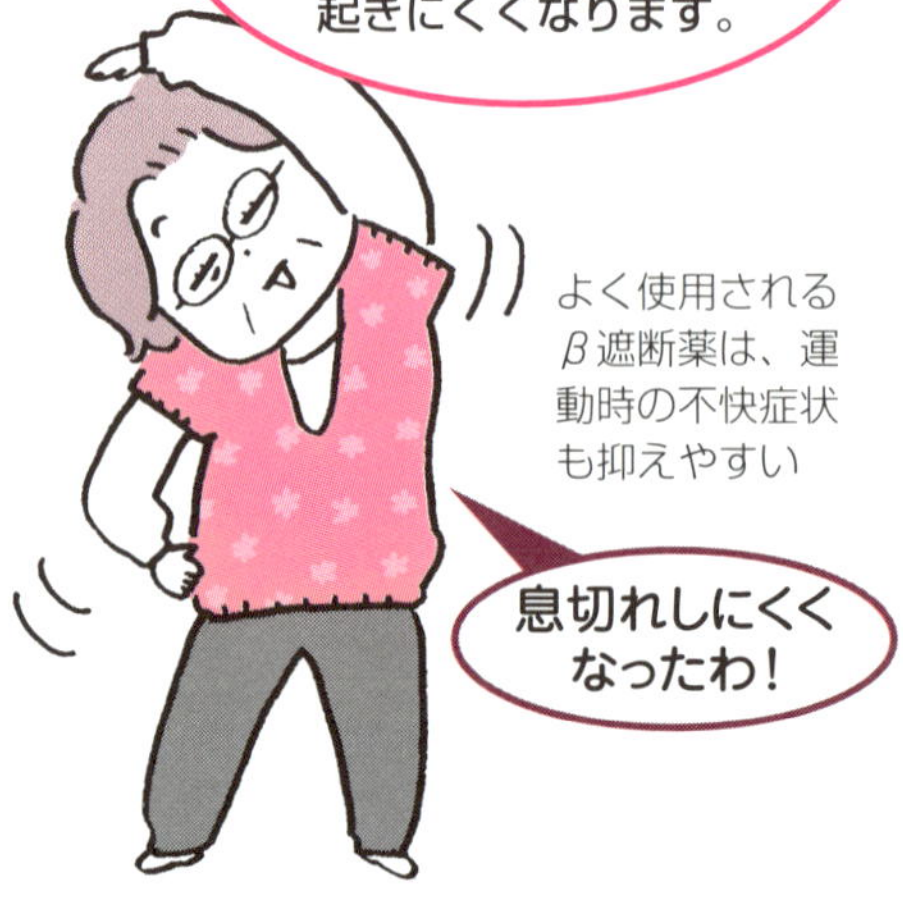

息切れしにくくなったわ！

よく使用されるβ遮断薬は、運動時の不快症状も抑えやすい

使われる薬のタイプ別特徴

最もよく使用されているのはβ遮断薬です。長く使っていても、これといって困った問題は生じにくい薬です。

カルシウム拮抗薬

洞結節、房室結節での電気信号の伝導抑制効果がある。抗不整脈薬（→ P64）の一種で、心筋の収縮をまねくカルシウムの細胞内への流入を抑える働きもある

β《ベータ》遮断薬

安静時だけでなく運動時の心拍数も低下させる。副作用が少なく、利用しやすい薬。心臓の負担を減らし、心機能が低下しないように守る働きもある

ジギタリス

房室結節に作用して電気信号の伝導を抑制する働きをもつが、運動時には心拍数が上がりやすい。持病、副作用などのためにβ遮断薬が使えない場合に用いられることがある

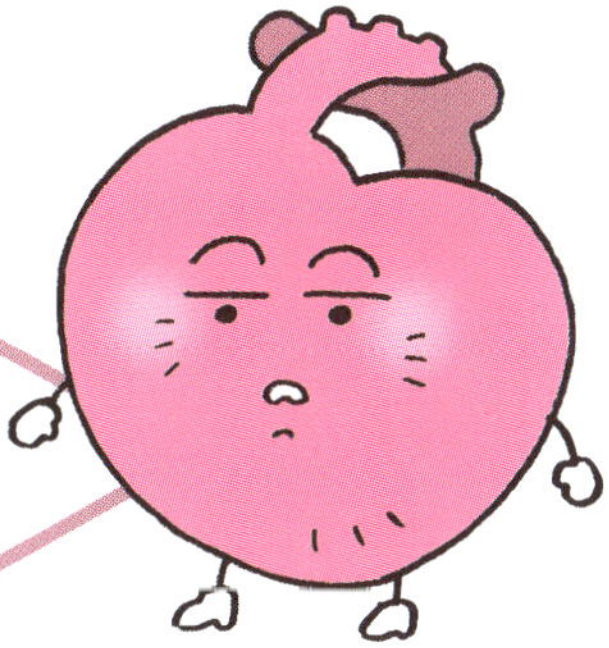

ジギタリスは、弱った心臓の収縮力を高める強心剤として使われてきた古典的な薬

心房内の異変が心室に伝わりにくくなる

心房内で生じた異常な電気信号は、房室結節で間引かれるものの、心室に通常より短い間隔で、不規則に伝わっていくこともあります。すると脈は乱れ、心拍数が増加します。頻脈になり、動悸をはじめとする不快な症状につながっていくのです。

レートコントロールは、主に房室結節に働きかける薬を使い、心拍数を減らす治療法です。洞結節以外のところで生じる異常な電気信号が減るわけでも、心房のふるえ自体が止まるわけでもありません。しかし、心房の異変は心室に伝わりにくくなり、心室が収縮する頻度は減ります。つまり、心拍数が減るのです。

心房細動が進み、慢性化している場合には、完治しにくいことが多いのが実情です。そんな場合には、レートコントロールと抗凝固療法を続けるのが対応の基本です。

薬物療法③リズムコントロール

抗不整脈薬を使ってリズムを戻す方法も

リズムコントロールは、正常なリズムで心筋が収縮をくり返す洞調律を取り戻すのが目的。薬物療法では抗不整脈薬を用います。心房細動が止まることもありますが、限界もあります。

リズムコントロールの特徴

心房細動をまねく異常な電気信号は、細胞にナトリウム、カルシウム、カリウムの３つの電解質（イオン）が出入りすることで伝わっていきます。そこで、イオンの出入りを調整する働きをもつ抗不整脈薬を使用します。

電気信号の伝わり方を変える

抗不整脈薬は、心筋の細胞の表面にあるイオンの通り道に働きかけ、イオンを通しにくくする薬。異常な電気信号が心筋に伝わりにくくなります。

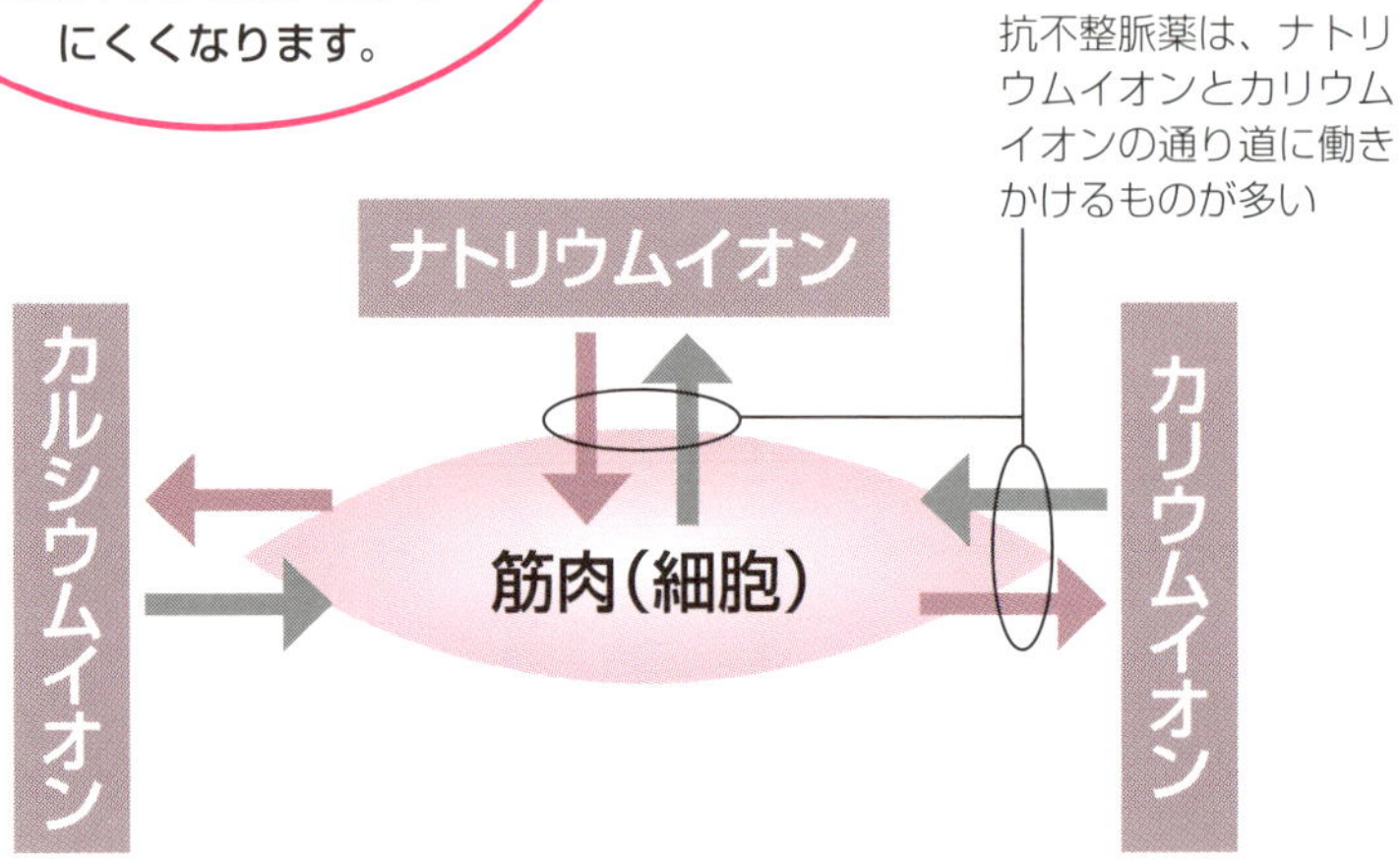

収縮のリズムが整う

細胞が興奮しにくくなるため、心房の過剰な収縮は止まり、洞調律を取り戻しやすくなります。

調整がむずかしい⇒危険な不整脈が起きかねない

効きすぎれば心拍数が減りすぎて徐脈になったり、電気的なバランスが崩れ、心室頻拍や心室細動など、さらに危険な不整脈が出てきてしまったりするおそれがあります。

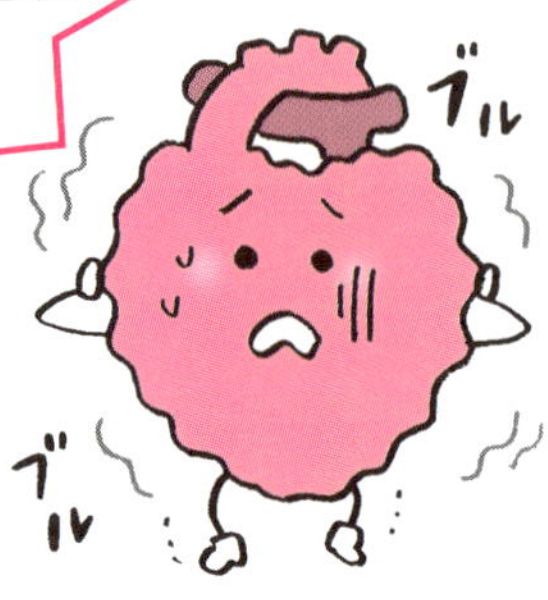

心臓の下の部屋、心室がけいれんを起こすと命にかかわる危険性もある（→第４章）

効きすぎを避けるために

服用した薬は、肝臓で分解（代謝）されたり、腎臓から排泄されたりしていきます。肝機能や腎機能が低下すると、薬の代謝・排泄に時間がかかり、薬の効きすぎが起きやすくなります。

肝機能・腎機能に合わせた薬を使う

肝機能が低下していれば腎排泄型の薬、腎機能が低下していれば肝代謝型の薬を使用することで、安定した作用を得られる見込みが高くなる

血液検査で問題がないかチェック

肝機能、腎機能は血液検査で判定可能。薬の血中濃度なども確認しながら、薬の種類・量を調整していく

▼代表的な抗不整脈薬の代謝排泄経路

肝臓で代謝される割合：腎臓から排泄される割合

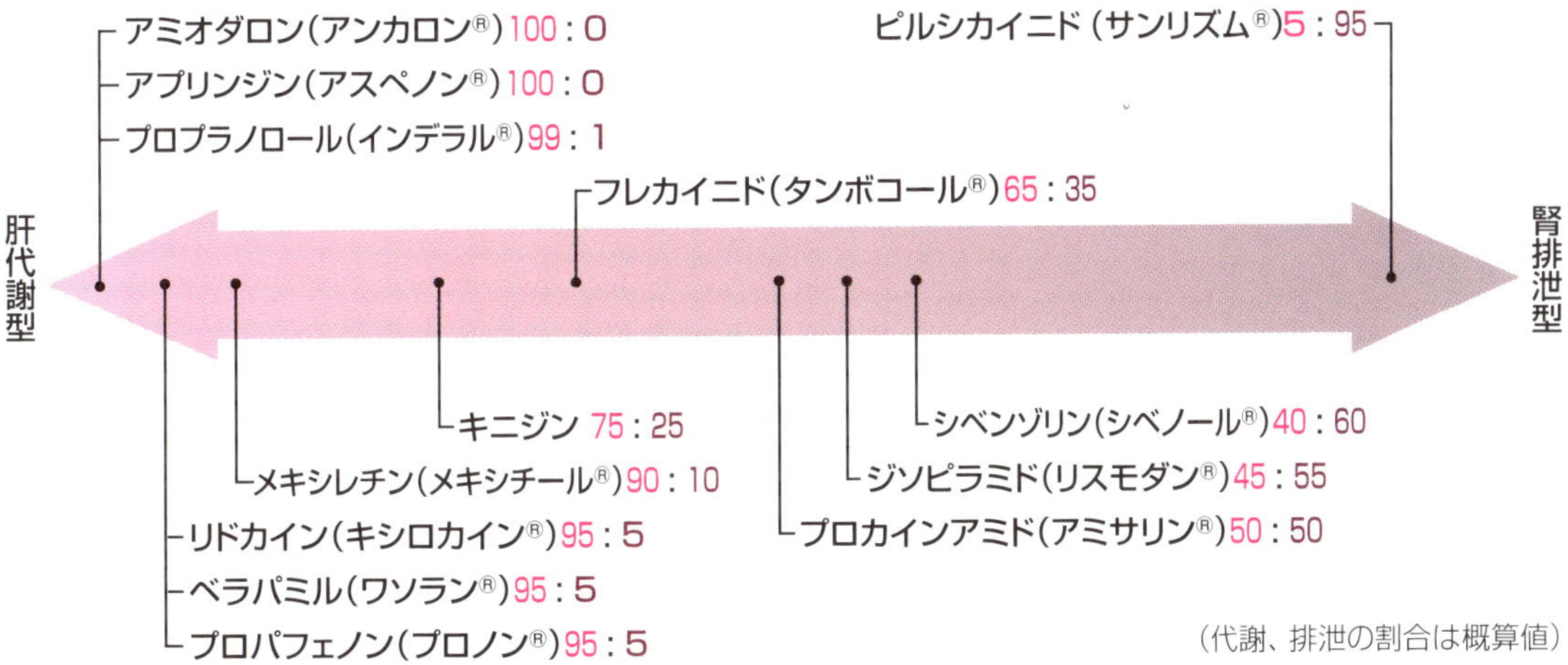

（代謝、排泄の割合は概算値）

服薬をやめれば再発する可能性が高い

発作的に起きる心房細動は、抗不整脈薬の服薬によって止まる可能性があります。心房細動の持続時間が短く、ときどき起こるだけの発作性の段階なら、抗不整脈薬で洞調律を保つことが可能です。

しかし、心房細動の進行は、服薬を続けていても抑えられないことが知られています。

抗不整脈薬に心房細動を治す作用はないため、服薬をやめれば再び心房細動が起きてくる可能性が高いでしょう。そのため、服用期間は長くなることが多いのですが、抗不整脈薬は使い方がむずかしい薬です。長く飲むうちに、腎機能・肝機能の低下による「効きすぎ」をまねくこともあります。薬の効き方をみながら、慎重に治療を進めていくことが大切です。

また、進行し、心房に構造的な変化が生じた段階の心房細動を電気的な調整だけで止めるのは困難です。

カテーテルアブレーション

異常な電気信号の流れを断つ根本治療

心房細動そのものを根本から治す方法として、広く普及してきたカテーテルアブレーション。血管内に入れた長い管（カテーテル）の先を心臓まで到達させておこなう治療法です。

発生源は肺静脈の中にある

心房細動を引き起こす異常な電気信号の多くは、左心房に通じる肺静脈内で生じます。そこから電気的な興奮が心房全体に広がることで、心房細動が起きてくるのです。

肺静脈は肺から戻ってくる血液の通り道。４本あり、左心房に通じている

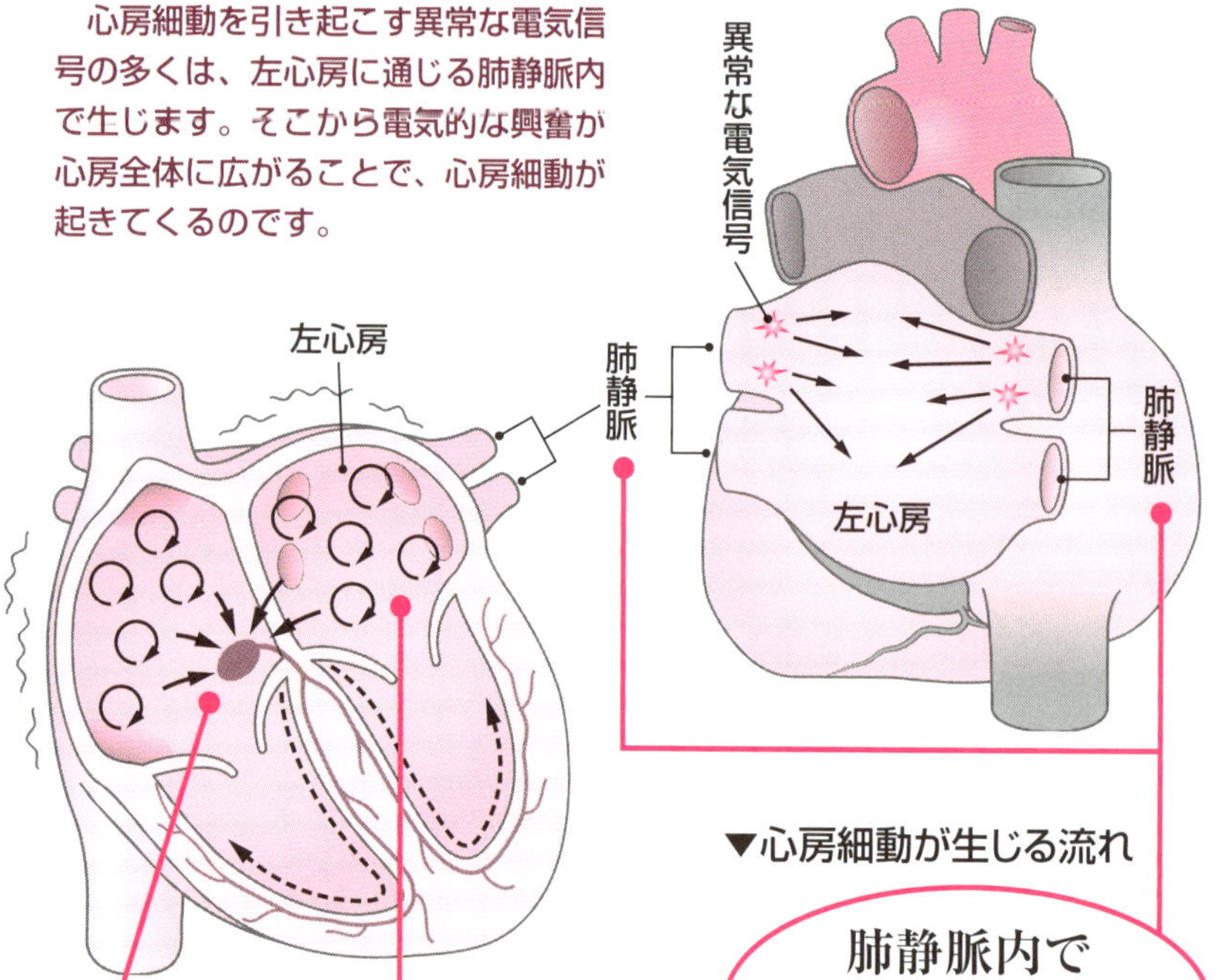

▼心房細動が生じる流れ

肺静脈内で
異常な電気信号が
発生する

左心房に
次々と電気信号が
伝わり、心房は
興奮状態に

心房全体に
広がり、心房の
けいれんが
続く

異常な電気信号は、房室結節で間引かれ、調整される

絶縁状態をつくる治療法がカテーテルアブレーション

肺静脈内で異常な電気信号が発生しても、心房まで伝わらなければ心房細動は起きません。カテーテルアブレーションは、肺静脈から左心房への入り口周辺の組織を壊死させ、人為的にやけどの状態をつくることで電気の流れを断ち、絶縁状態にする治療法です（肺静脈隔離術）。

熱を加えたり、凍らせたりして絶縁する

足の付け根などから挿入したカテーテルの先端で、心房の肺静脈の入り口付近の組織を焼いたり凍らせたりしていきます。

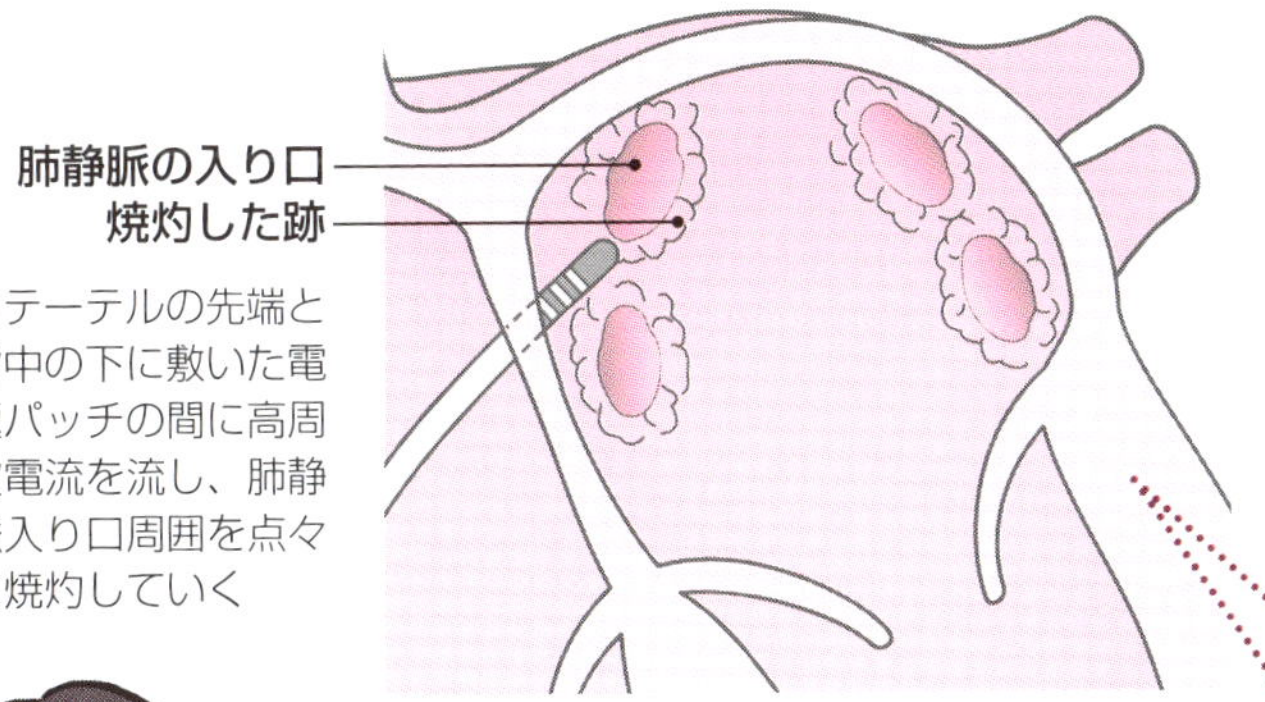

カテーテルの先端と背中の下に敷いた電極パッチの間に高周波電流を流し、肺静脈入り口周囲を点々と焼灼していく

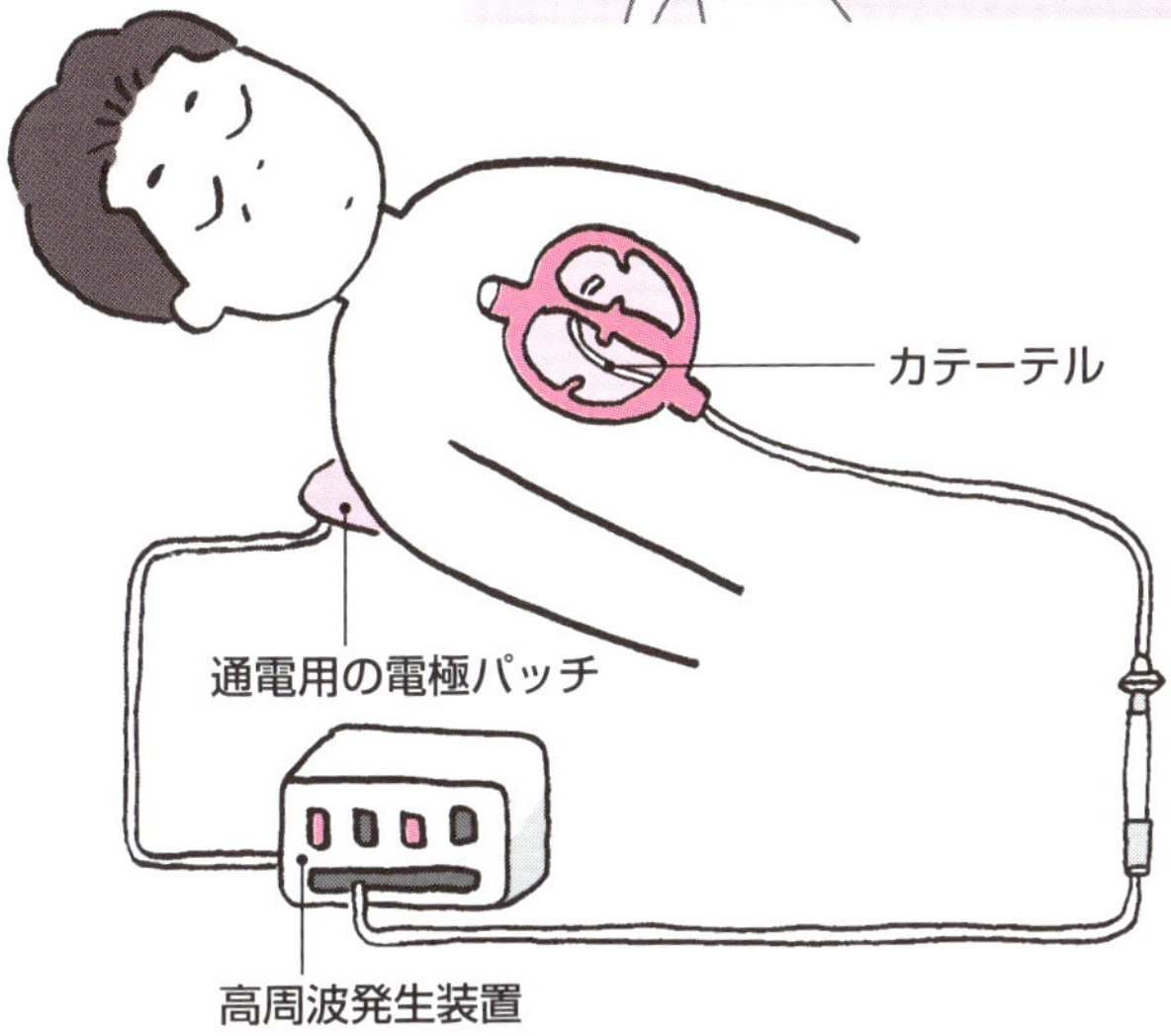

バルーンを使う方法も

従来からおこなわれてきた焼灼《しょうしゃく》して隔離する方法だけでなく、近年は、先端にバルーンのついたカテーテルを使い、肺静脈の入り口を帯状に治療する例も増えています。いずれも、治療効果に差はありません。

バルーンのふくらみを圧着させ、帯状にやけどのような状態をつくる

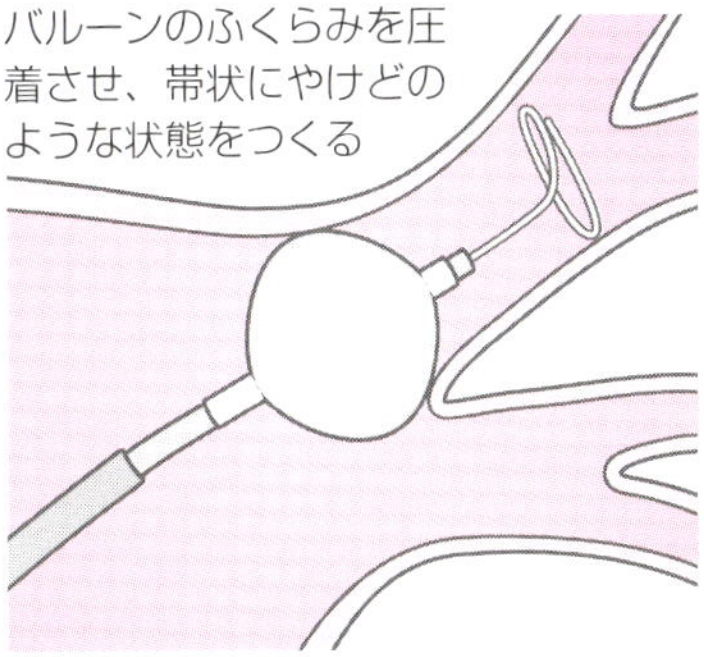

▼バルーンの種類

クライオバルーン
液化亜酸化窒素ガスをバルーンに送り込み、凍らせる

ホットバルーン
バルーンの中の液体を高周波で熱することで、加熱する

レーザーバルーン
バルーン中心部からレーザー光を照射することで焼灼する

成功すれば心房細動は起きなくなる

アブレーション（ablation）という言葉には「取り除く」という意味がありますが、カテーテルアブレーションは外科的な切除とは異なります。組織を変性させて電気的なつながりを断つ治療法です。成功すれば、心房細動は起きなくなります

多くは肺静脈の入り口周囲を治療するだけでよいのですが、別のところにも異常な電気信号の発生源がある人もいます。その場合は、治療範囲を広げる必要があります。

カテーテルアブレーション

受けるならタイミングを逃さないことが大切

成功すれば薬物療法も不要になるカテーテルアブレーションですが、「すべての心房細動を治せるか」というと、必ずしもそうとはいえません。残念ながら限界もあります。

できるだけ早い段階で受けるかどうか検討を

カテーテルアブレーションが成功すれば、心房細動は起きなくなります。ただ、成功率は治療時点での進行度に左右されます。

治療後、しばらく様子をみて心房細動が止まらないようなら、改めてカテーテルアブレーションを受けることは可能です。けれど、進行していれば複数回の治療でも、成功率は六〇～七〇%にとどまります。できるだけ早い段階で、受けるかどうか検討しましょう。

早期に受けるほど治りやすい

カテーテルアブレーションの治療効果は、心房細動の進みぐあいによって異なります。発作性の段階なら、1回の治療で90%近くは根治します。

▼カテーテルアブレーションの治療成績

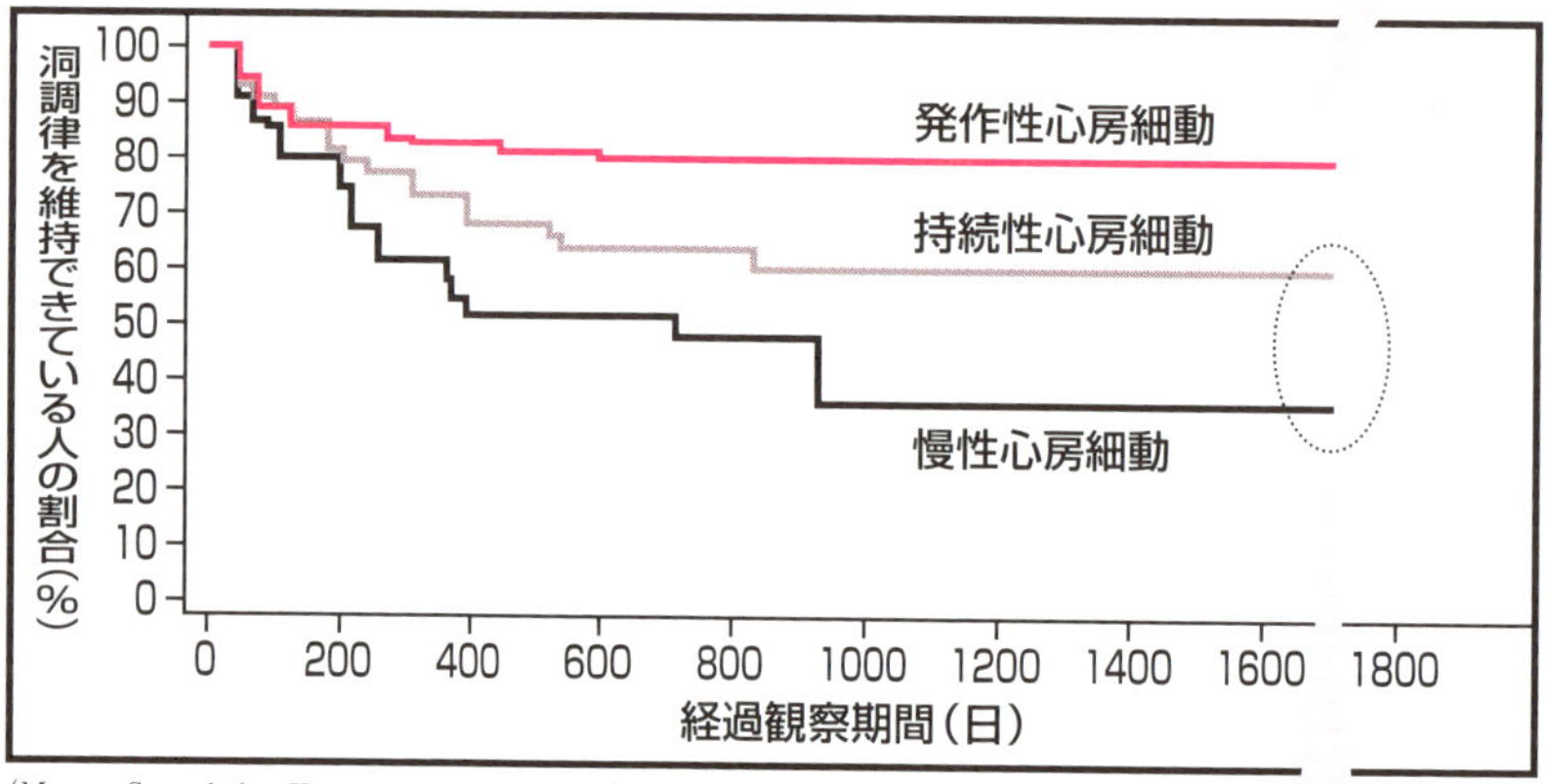

(Matsuo S, et al. Am Heart J.2011; 161; 188-96)

1回の治療で80～90%の人が根治

1回の治療で根治する人は40～50%

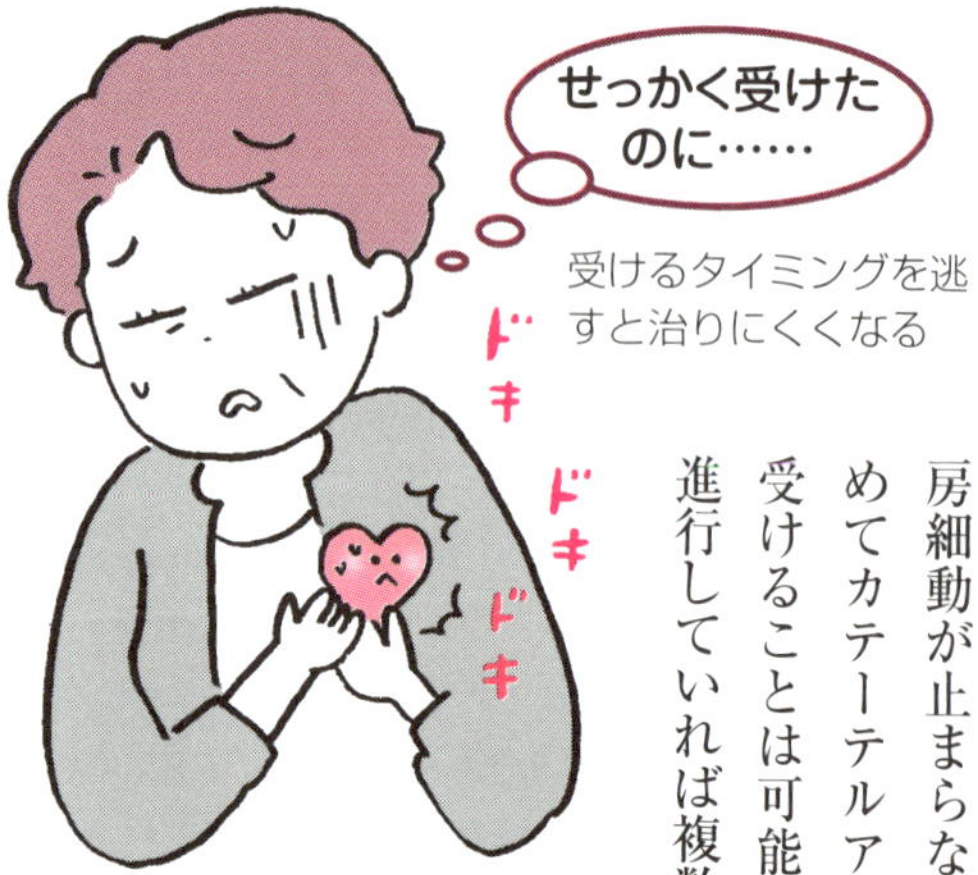

受けるタイミングを逃すと治りにくくなる

納得のうえで受けるかどうか決める

胸を大きく切ることはないとはいえ、心臓の一部を傷つけることにためらいを覚える人も多いでしょう。不安は解消しておきましょう。

Q 進んでいたら受けても無駄?

そうともかぎりません。2回、3回とくり返しアブレーションすることで、治まることもあります。ただ、心房に構造的な変化が生じていると、その可能性も下がります。進行の程度にもよりますので、医師とよく相談してください。

Q 治療費はどれくらい?

健康保険の適用がある治療法なので、高額療養費制度の対象になります。患者さんの所得に応じた上限額を超えた分の自己負担額は、還付が受けられます。

手術時の差額ベッド代、食費などは別途かかります。

Q 安全性に問題は?

治療に伴う危険性はゼロとはいえませんが、外科手術にくらべれば体への負担は軽く、年々安全性も向上しています。ただし、高齢者(75歳以上)や心不全が進んでいる人などは、合併症が起きる危険性が比較的高く、無理に受けないほうがよいこともあります。

▼起こりうる合併症

心タンポナーデ
カテーテル操作などで心臓の筋肉や血管が傷つき、漏れだした血液が心臓のまわりにたまって心臓の拍動を妨げる。外科的な処置が必要になることもある

血栓塞栓症
(脳梗塞/一過性脳虚血発作など)
治療の影響でできた血栓や気泡が血管をふさいでしまう危険な合併症。予防策をとりながら治療する

心房粗動・心房頻拍
心房細動のかわりに、心房粗動や心房頻拍が現れることもある(→P72)。別途カテーテルアブレーションをおこなうことで治療可能

その他
まれに、心房の裏側にある食道に潰瘍《かいよう》ができたり、食道周囲の神経障害、肺静脈の狭窄《きょうさく》などが起きたりすることもある

カテーテルアブレーション

手術時間は数時間、入院期間は数日間

カテーテルアブレーションは、入院して受ける治療法です。手術自体は二～三時間で終わりますが、出血を防ぐため、当日は数時間の絶対安静が必要です。

成功すれば服薬は不要になる

カテーテルアブレーションは、日本では年間約七万件、実施されている治療法です。

心房細動の場合、早期の段階で受ければ二～三時間で終わることが多いのですが、進行している場合には四～五時間ほどかかることもあります。

治療後、血栓予防のための薬を一ヵ月ほど処方されることもあります。その後、心房細動が完全に止まったことが確認されれば、服薬は不要になります。生活の制限もとくにありません。

治療の流れ

カテーテルアブレーションの具体的な手技は、医療機関によって多少異なりますが、おおまかな流れは以下のとおりです。

術前の検査

心臓CT検査
カテーテルでの操作をより安全におこなうために、肺静脈の太さや向きを事前に確認

経食道心エコー
細い管を飲み込み、食道の中から心臓に超音波を当てておこなう画像検査。食道は心臓の真後ろに位置しているため、心臓内部の様子が見えやすい

血栓が見つかったら治療は受けられない
左心房内に血栓がある場合、治療中・治療後に塞栓症を起こす危険性が高くなるため、カテーテルアブレーションは中止。抗凝固療法を開始・継続する

実施日直前

服薬の調整
服用している薬によって休薬期間は異なる。医師の指示に従う

指定された日に入院
事前の検査は通院で済ませることが多い。入院は手術の前日でよいことも

▼カテーテルの挿入部位

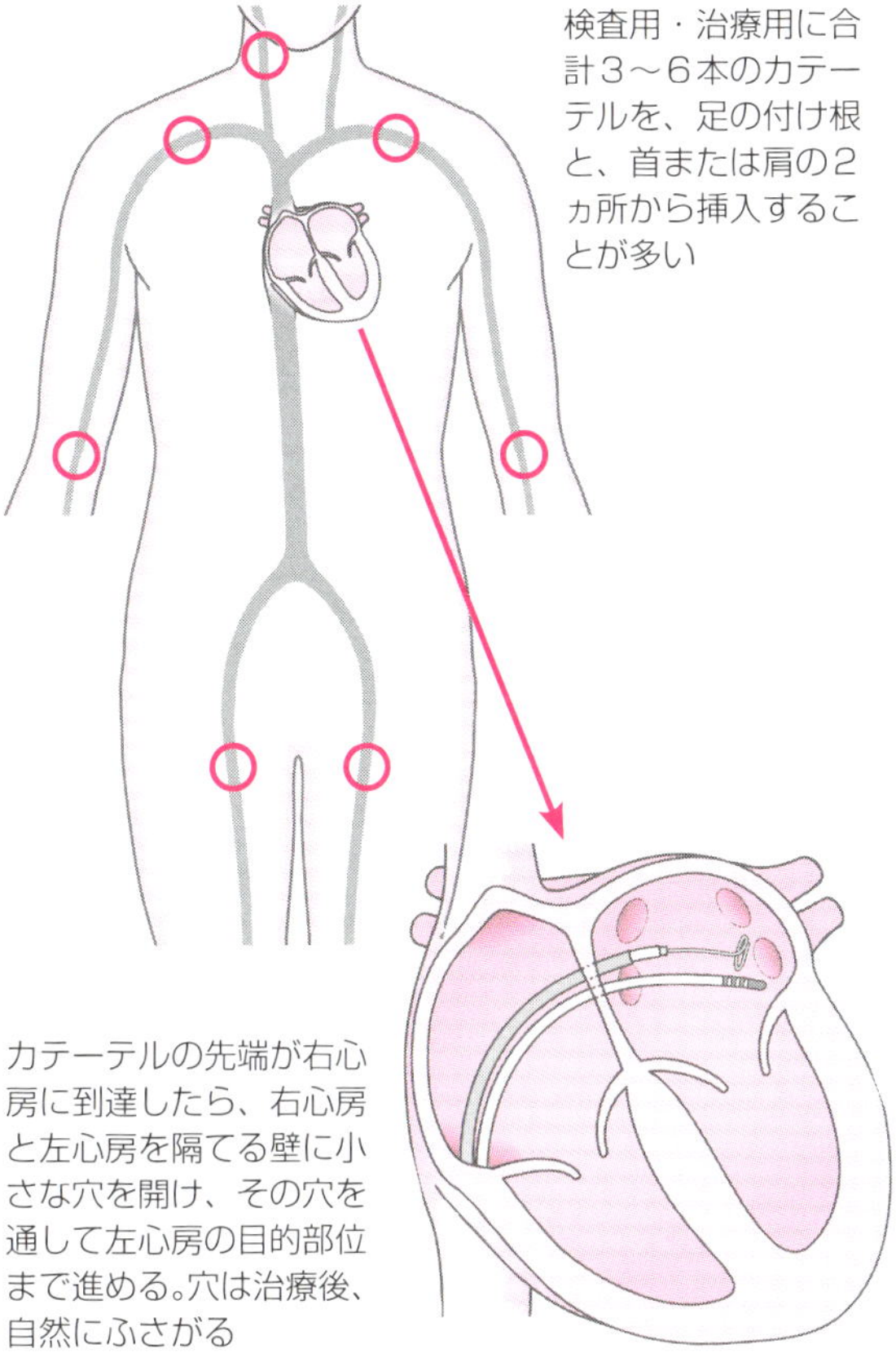

検査用・治療用に合計3～6本のカテーテルを、足の付け根と、首または肩の2ヵ所から挿入することが多い

カテーテルの先端が右心房に到達したら、右心房と左心房を隔てる壁に小さな穴を開け、その穴を通して左心房の目的部位まで進める。穴は治療後、自然にふさがる

手術

麻酔

全身麻酔か、挿入部位への局所麻酔（静脈麻酔を併用することも）かは医療機関によって違う

↓

カテーテルの挿入

X線で血管の様子を確認しながら、カテーテルの先端を心臓へと進める

↓

位置決めの検査

電気生理学的検査（→ P38）などをおこない、治療すべき部位を明らかにする

↓

通電（凍結／温熱）

カテーテルの先端で焼いたり、凍らせたりする

↓

確認

電気刺激を加え治療の効果を確認。絶縁していなければ、もう一度、治療操作をおこなう

↓

カテーテルを抜き、止血

縫合はせず、圧迫して止血する。再出血を防ぐため、指示されるまでベッド上で安静を保つ

←

翌日から歩け、数日後に退院

とくに問題がなければ退院。退院後は定期検診で様子をみる。治っていなければ再治療を検討することも

心房細動以外の上室性不整脈

合併することも。種類を明らかにして対応する

心房細動だけでなく別の不整脈もある人や、心房細動かと思っていたら別の不整脈だったなどという人もいます。対応の基本は、頻脈タイプか徐脈タイプかで違います。

発作性上室性頻拍はカテーテルアブレーションが有効

突然、激しい動悸が始まり、その動悸が規則正しく乱れがない場合には、発作性上室性頻拍が疑われます。いくつかの種類がありますが、いずれもカテーテルアブレーションで異常が起きている経路、回路を断てば治せます。

WPW症候群

電気信号の正常な経路とは別に、心房と心室をつなぐ余分な経路（副伝導路）があると、特徴的な心電図が示されます。副伝導路の多くは先天的なもので、とくに症状がなければ治療の必要はありません。しかし、たびたび頻拍が起きるようなら、治療を考えます。

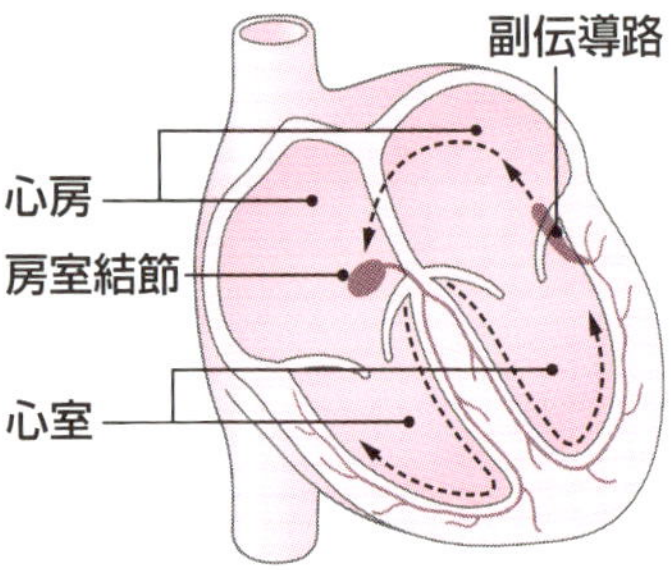

心室で消えるはずの電気刺激が心房に戻り、興奮が鎮まりにくくなる

房室結節回帰性（リエントリー性）頻拍

房室結節付近に余分な経路があり、電気信号が消えずに旋回を続け、興奮が鎮まりにくくなるために起きる頻拍です。

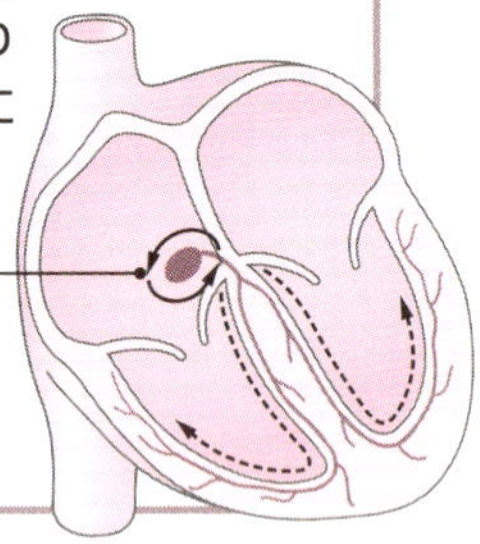
多くは先天的なもの。カテーテルアブレーションで道を断てばよい

心房頻拍

心房内の心筋の一部に、異常な電気信号を発する部位があるために起きる頻拍。肺静脈以外のところに発生源をもつ発作性心房細動と似ています。心臓の病気に伴って起きることもあります。

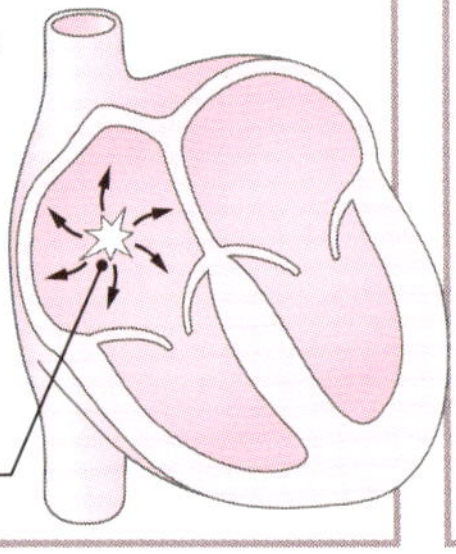
異常な興奮が起きている部位にカテーテルアブレーションをおこなう

心房粗動

主に右心房内に、大きく旋回する異常な興奮回路ができています。心臓になんらかの器質的な異常があると起きやすく、心房細動に対するアブレーション治療の結果、心房粗動に変化することもあります。

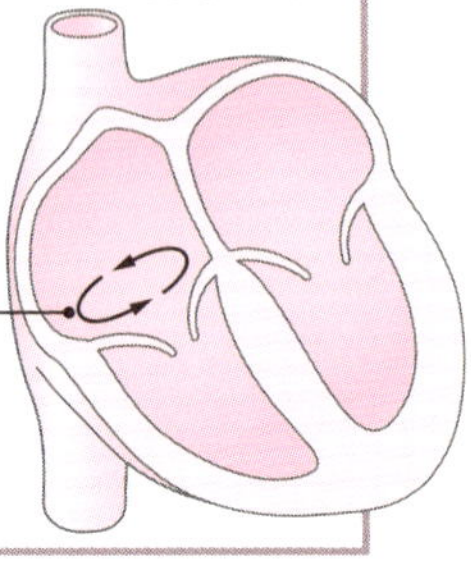
カテーテルアブレーションで回路の一部を遮断すれば治る

徐脈もある場合の選択肢

心房細動のあと、しばらく心拍が止まり、その後、洞調律が戻るというパターンをくり返す人もいます。徐脈の程度がいちじるしければ、治療したほうがよいでしょう。

徐脈そのものは洞結節の機能低下によるもの（洞不全症候群→ P85）。カテーテルアブレーションの治療対象にはならない

選択肢①
カテーテルアブレーションで心房細動を治す
心房細動が起きなくなれば、徐脈も起きなくなる場合がある

効かなければあとで②を選択することも可能

選択肢②
ペースメーカーで徐脈に対応する
洞結節にかわって規則正しい電気信号をつくりだす装置を体内に植え込む
（→ P86）

▼心電図のパターン例

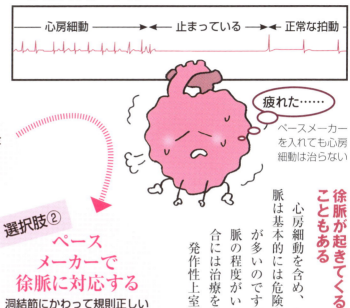

ペースメーカーを入れても心房細動は治らない

徐脈が起きてくることもある

心房細動を含め、上室性の不整脈は基本的には危険度は低いことが多いのですが、頻脈、徐脈の程度がいちじるしい場合には治療を考えます。

発作性上室性頻拍は、カテーテルアブレーションで九割以上が完治します。ただし、房室結節付近の治療は、行き過ぎると心房から心室への正常な伝導路を傷つけ、房室ブロック(→P85)による徐脈が起きてくる危険性があります。

治療の結果ではなく、心房細動そのものが心臓に負担をかけ、徐脈の原因になることもあります。ペースメーカーの植え込みがすすめられることもありますが、それで心房細動が治るわけではありません。心房細動の治療を優先したほうがよいこともあります。

COLUMN

アブレーションを受けても生活改善は続けよう

治療が成功しても再発する可能性はある

カテーテルアブレーションが成功し、心房細動を起こすことがなくなっても、そのまま一生、心房細動と無縁でいられるかどうかはわかりません。

というのも、「治療の成功」とは、「心房細動が起きる前のスタートラインに戻った」というだけのこと。生活面でのリスクをたくさんかかえていれば、再び心房細動を起こすようになることも十分に考えられます。

心房細動の発生源は肺静脈内にあることが多いものの、「肺静脈内でしか発生しない」というわけではありません。治療をしていないところが発生源となり、再発に見舞われることもあるのです。

生活習慣の改善が再発を防ぐポイント

カテーテルアブレーションを検討し、実際に治療を受ける人は、比較的年齢が若い人が多いでしょう。それはつまり、加齢だけでなく、たとえば高血圧や糖尿病などの生活習慣病や、もって生まれた体質など、心房細動になりやすい要因を人よりも少し多くかかえている可能性が高いということでもあります。

治療が成功したからといって、生活習慣の改善をおろそかにしないこと――それが、心房細動の再発を防ぐポイントです。

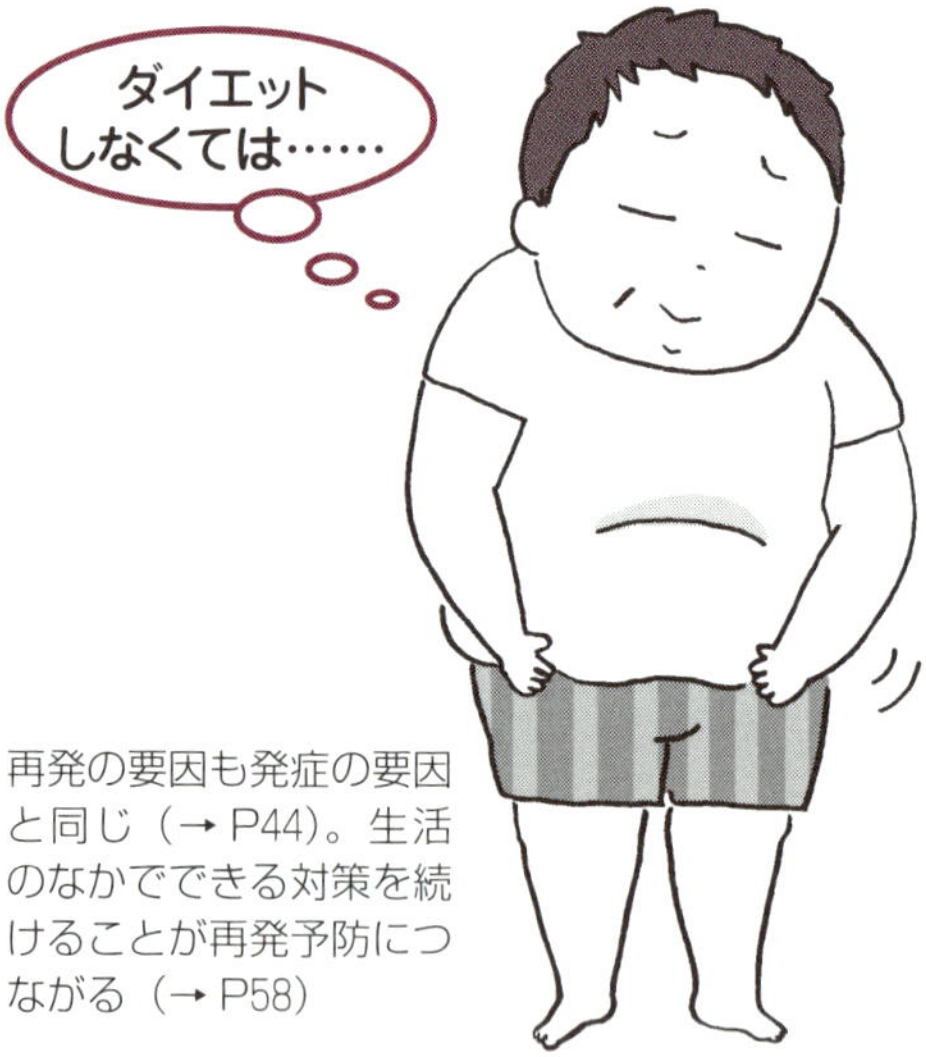

再発の要因も発症の要因と同じ（→P44）。生活のなかでできる対策を続けることが再発予防につながる（→P58）

第4章

危険な不整脈
――突然死を避けるために

不整脈のなかには、一刻も早く手当てしなければ
命にかかわるおそれが高いものもあります。
ただ、そうした危険な不整脈が起きるリスクが高ければ、
あらかじめ備えておくこともできます。

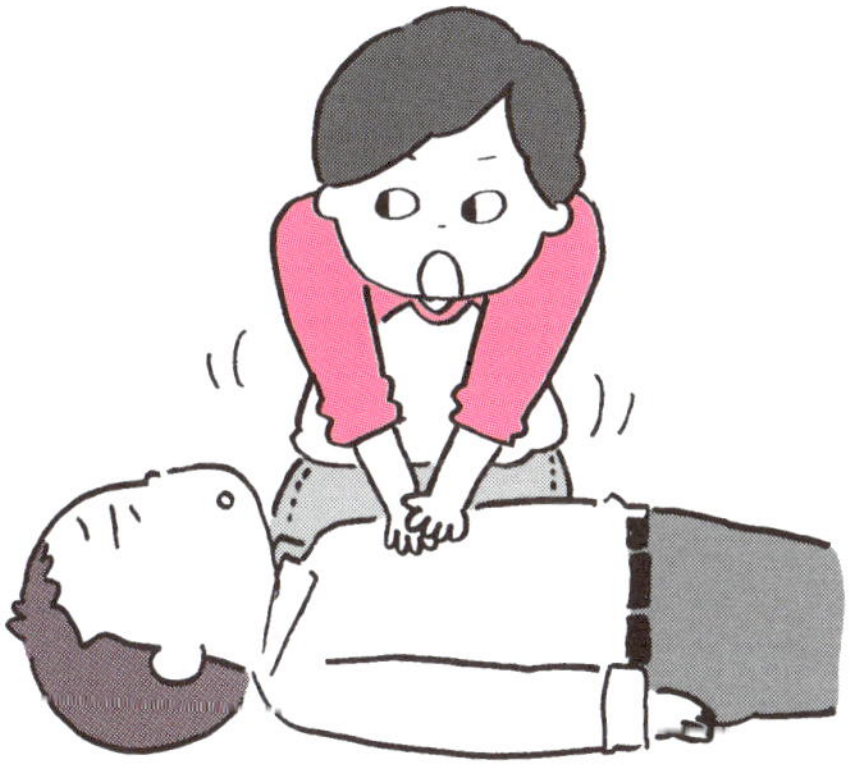

心臓突然死の起こり方

危険なのは心室から生じる頻脈

血液を送り出すポンプ機能を担う心室に異変が起きると、突然死につながるおそれがあります。なかでも心室細動は、突然死に結びつきやすい最も危険な不整脈です。

一刻を争う危険な事態

急に発症した病気が原因で、症状が現れてから間もなく意識を失い、そのまま亡くなることを突然死といいます。その半数以上は心臓が原因の心臓突然死で、死の直前、危険な不整脈が起きています。

危険度が高い

危険度が低い

狭心症・
心筋梗塞・心筋症など
（→ P78）

心室頻拍

- 心拍が異常に速くなり（1分間に120回以上）、動悸が激しくなる
- 心室が十分に収縮しなくなるために、血液の拍出量が減って苦しくなる
- 心臓の病気がもとにある場合と、なにもない場合がある
- 心臓病がもとで起きる心室頻拍は、致死性の高い心室細動に移行することがある

危険サインは
30秒以上続く動悸、
息切れ、めまい、
失神

これといった
きっかけもなく、
突然始まる

心臓に器質的な異常がない場合には、突然死に結びつく心配は少ない。しかし、くり返し起こるようなら治療したほうがよい

30秒以内に
突然、止まる

一年間に二万人以上が突然死に見舞われる

　日本では、一年間に三〇万人以上の人が心臓の病気が原因で救急搬送され、そのうち二万人以上は医師の診察を受ける前に命を落としています（総務省「平成二九年版救急救助の現況」による）。原因となる病気はさまざまですが、最終的には、心室細動や心室頻拍によって血液循環が止まってしまい、絶命に至るのです。

　危険な不整脈から身を守るには、できるかぎり予防すること、起きてしまったら一刻も早く不整脈を止め、正常な拍動に戻す処置をおこなうことが必須です。

心室細動

- 心室に異常な電気的興奮が起き、ふるえてけいれんを起こす
- 心筋はふるえるだけで収縮せず、血液が送り出せなくなる
- 数秒間続くと意識を失い、呼吸が止まる。そのまま4分以上続くと脳死状態に

▼心電図の様子

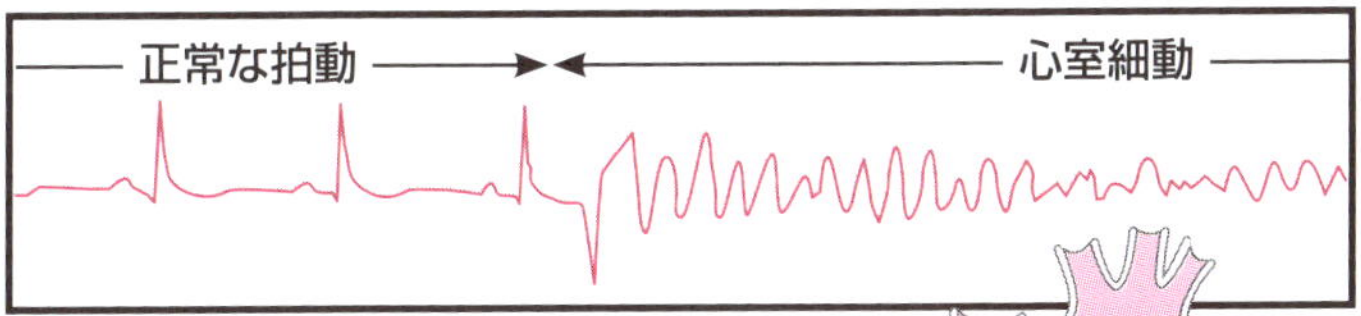

正常な拍動
心室細動

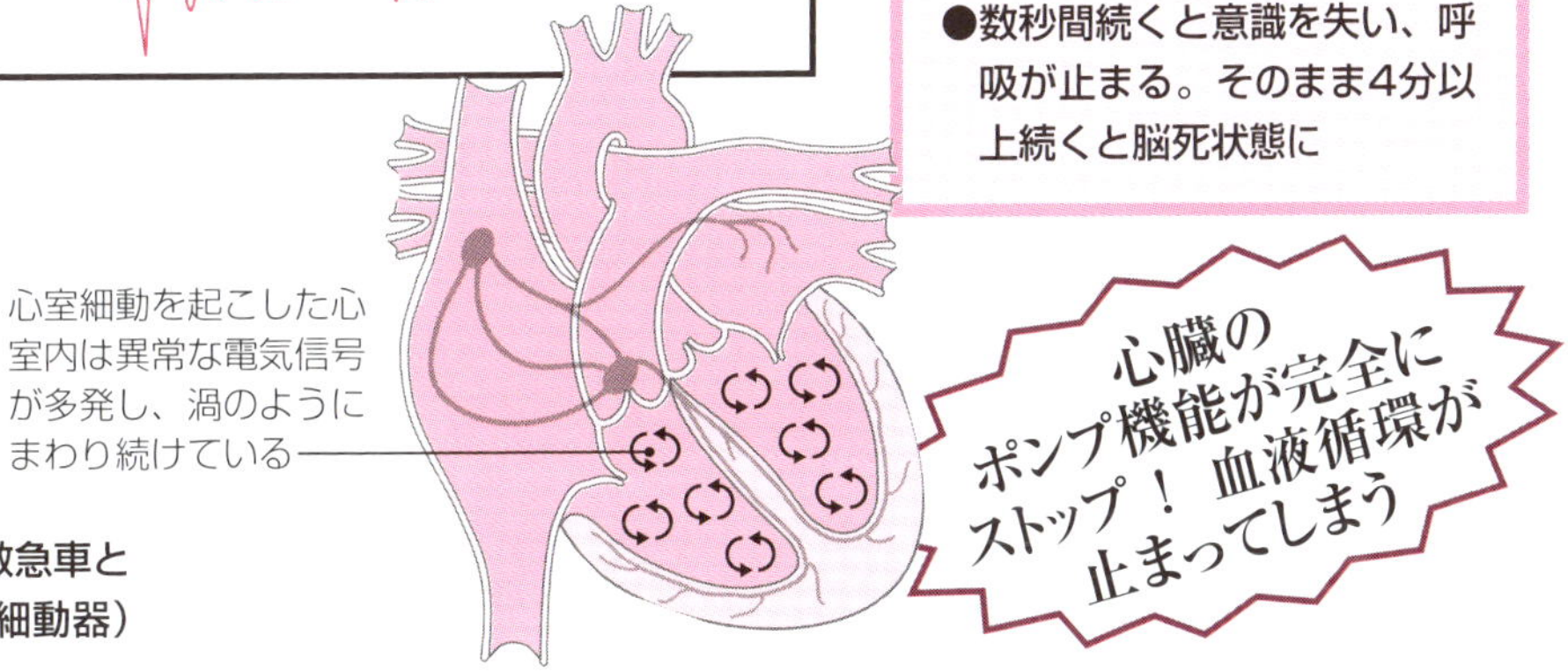

心室細動を起こした心室内は異常な電気信号が多発し、渦のようにまわり続けている
心臓のポンプ機能が完全にストップ！ 血液循環が止まってしまう

周囲の人は、すぐに救急車とAED（自動体外式除細動器）を手配する（→ P98）

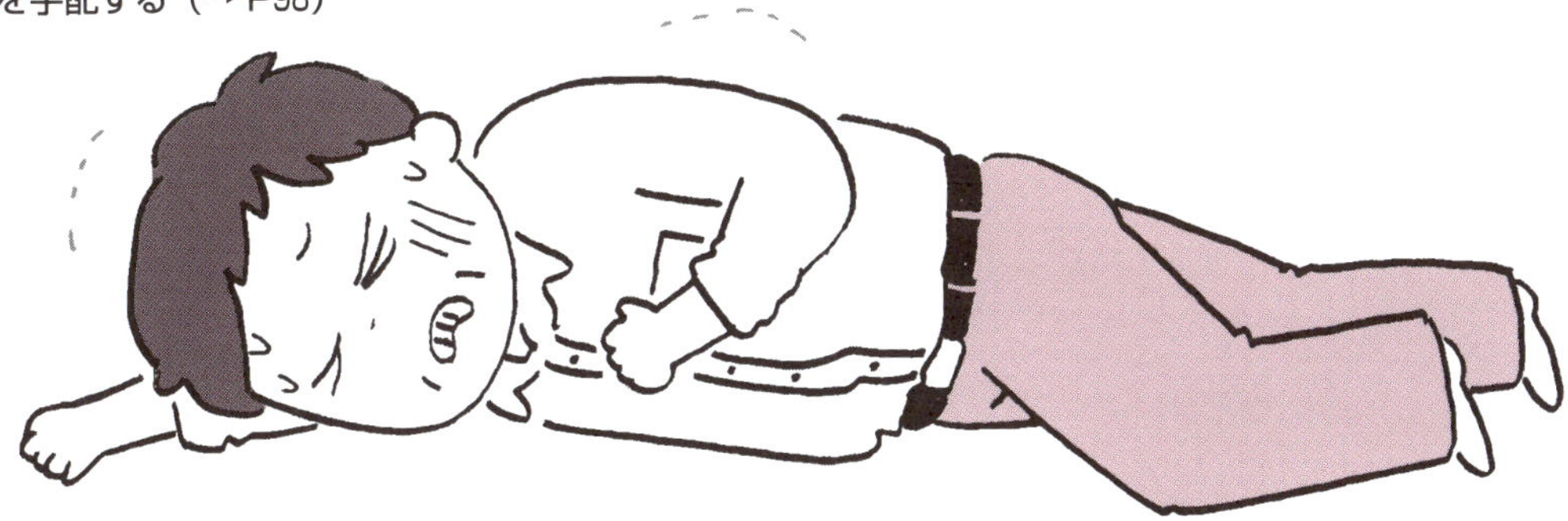

心臓突然死を起こしやすい人

心臓そのものの病気がある場合は要注意

突然死に至る可能性のある危険な心室細動や心室頻拍の多くは、心臓の器質的な病気がもとで生じます。心筋梗塞や狭心症などの予防・治療が、危険な不整脈を防ぐことにつながります。

突然死につながるおそれがある心臓の病気

心臓を養う冠動脈の流れが悪くなったり、詰まったりして起きる狭心症や心筋梗塞などの冠動脈疾患は、心臓突然死の最大の原因です。このほか、心筋そのものに異常が生じる心筋症も突然死につながることがあります。

冠動脈の動脈硬化が根底にある

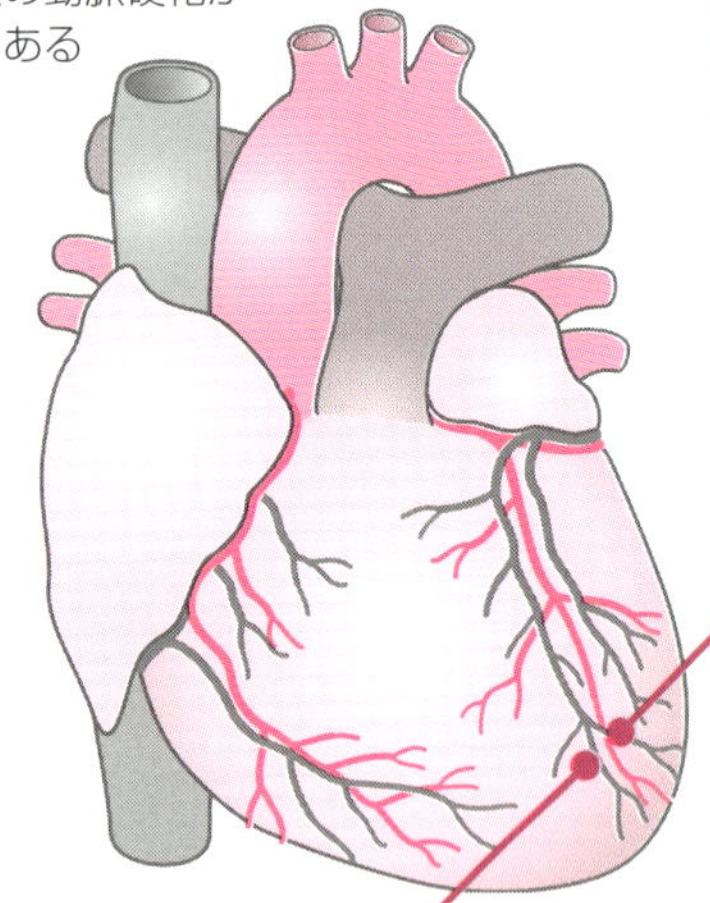

不安定狭心症

狭心症にはいくつかのタイプがありますが、心筋梗塞に移行しやすいのが不安定狭心症です。冠動脈にたまったプラーク（沈着物）が破裂し、そこにできた血栓が血流を妨げます。

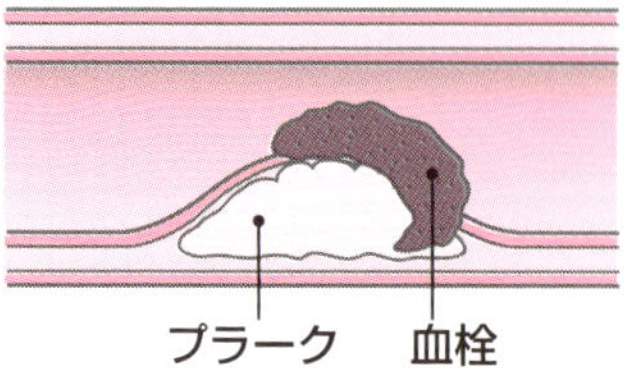

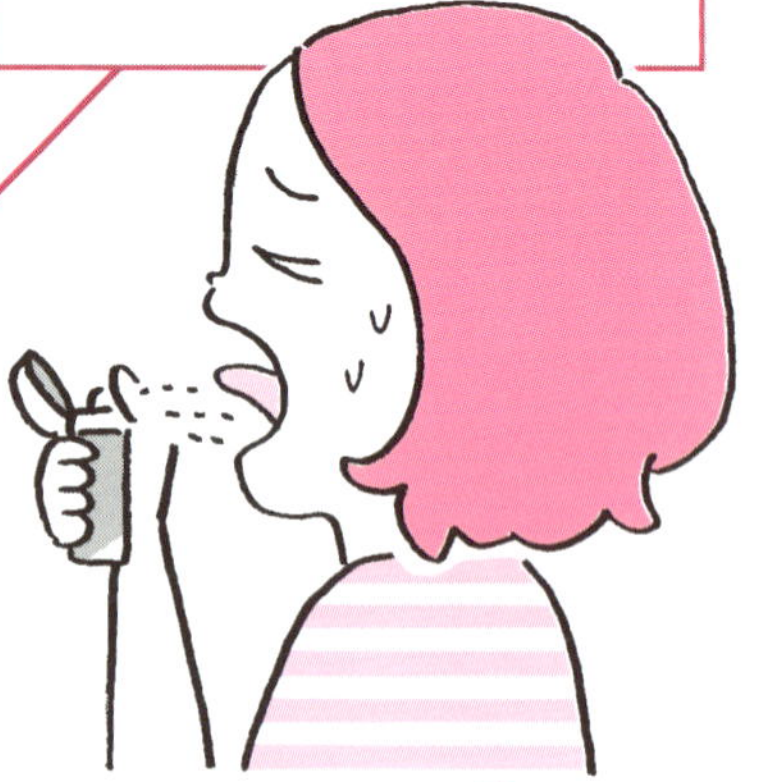

狭心症の発作治療薬が効かなければ、心筋梗塞への移行が疑われる

移行しやすい

急性心筋梗塞

プラークの破裂でできた血栓が大きくなって冠動脈を完全にふさぐと、心筋の一部が壊死したり、心室細動が起きやすくなったりします。

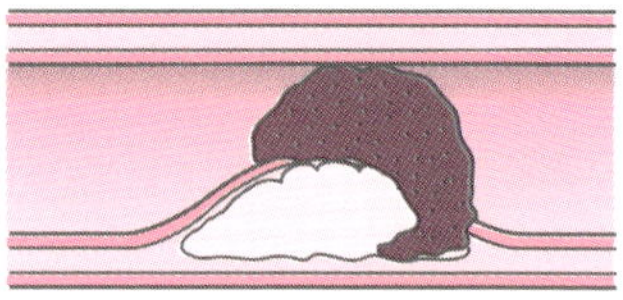

心臓の病気を進めないようにする

心臓に器質的な病気がある人は、心房細動のようにただちに危険はない不整脈だけでなく、危険な不整脈が起きるリスクも高くなります。突然死を防ぐには、心臓の病気そのものを進めないこと、治療していくことが大切です。

心臓病がないにもかかわらず起きる心臓突然死の多くは、遺伝性の不整脈が原因です。ふだんから心電図に独特の波形がみられるものもあり、学校の心電図検査などで見つかることもあります。異常を指摘されたら循環器内科の専門医にかかり、今後の対応を相談してください。

心筋症

心臓のポンプ機能は、強靭な心筋の収縮によってつくりだされています。その心筋に異常が起き、心臓の働きが低下してしまう病気が心筋症です。いくつかのタイプがありますが、いずれも危険な不整脈が起きやすくなります。

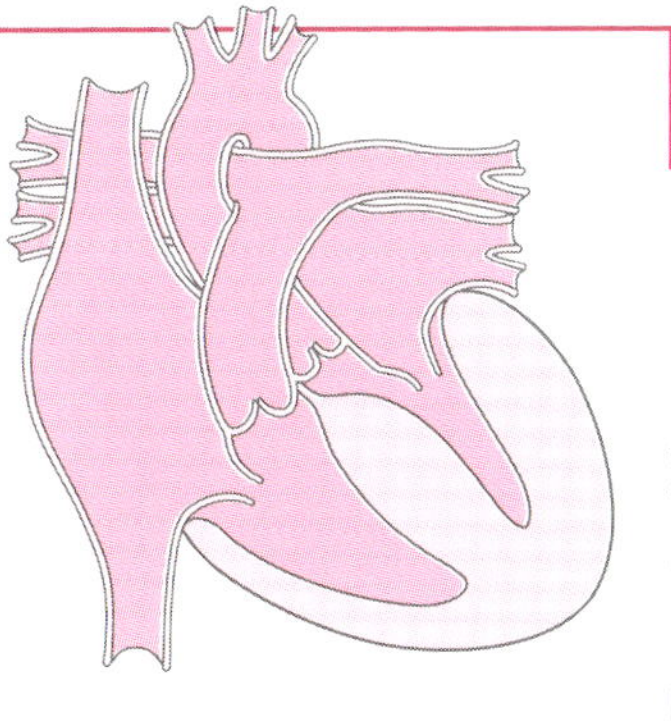

肥大型心筋症↑
高血圧や弁膜症などはないのに、心筋が異常に厚くなる病気。遺伝子変異によるものと考えられている。左右の心室を隔てる壁が厚くなると、突然死につながりやすい

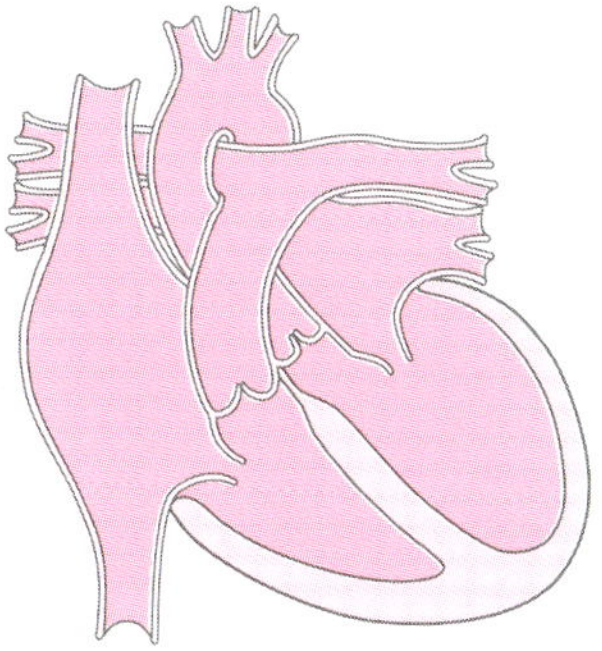

拡張型心筋症→
心筋の収縮が悪くなり、とくに左心室に血液がたまりやすくなり、左心室が広がっていく。危険な不整脈が起きやすくなるだけでなく、心不全にもなりやすい。原因ははっきりしないが、中高年男性に多くみられる

遺伝性の危険な不整脈が原因になることも

心臓病はなくても、遺伝性不整脈がある人は、危険な不整脈への備えが必要なこともあります（→P80・82）。

■先天性QT延長症候群
運動中や驚いたとき、睡眠中などにトルサードポアンと呼ばれる独特の心室頻拍が現れ、ときに心室細動へと移行する。なにがきっかけになりやすいかは、遺伝子の型によって異なる

■ブルガダ症候群
ふだんから心電図の波の一部に特徴的な形がみられる。それだけなら必ずしも危険とはいえないが、失神を起こしたことがあったり、血縁者に突然死した人がいたりする場合は要注意。睡眠中や安静時に心室細動を起こすことがある

■カテコラミン誘発多形性心室頻拍
運動がきっかけで起きる心室頻拍。安静時の心電図には異常がない。診断には運動負荷心電図検査（→P31）が必要

心室頻拍・心室細動に備える

植え込み型除細動器で異常な電気信号を遮断

心室細動を起こしたことがある人や、心室頻拍をよく起こす人は、異常な拍動を起こす電気信号の流れを遮断する小さな装置、ＩＣＤ（植え込み型除細動器）の使用を検討します。

二段がまえの備えが必要

突然死につながるおそれのある心室細動や心室頻拍は、起きないようにするのが最善とはいえ、完全に防げるとはかぎりません。起きてしまったら除細動、つまり心臓のけいれんをすばやく取り除き、正常な拍動に戻す治療が必要です。

起こさないための備え

引き金となる心臓の病気の予防・治療、場合によっては、カテーテルアブレーションや、不整脈を予防するための薬物療法をおこないます（→ P82）。

起きたときのための備え

異常な電気的興奮を止めるには、電気ショックが有効です。除細動器という装置を使用し、電気信号の流れをリセットして正常な拍動を取り戻します。

植え込み型除細動器（ICD:Implantable Cardioverter Defibrillator）の使用

異常な頻拍が起きると、自動的に心臓に電気を送る装置を体の中に植え込み、万が一の事態に備える治療法

一瞬、高出力の電気が流れることで、心臓の異常な電気的興奮がリセットされる

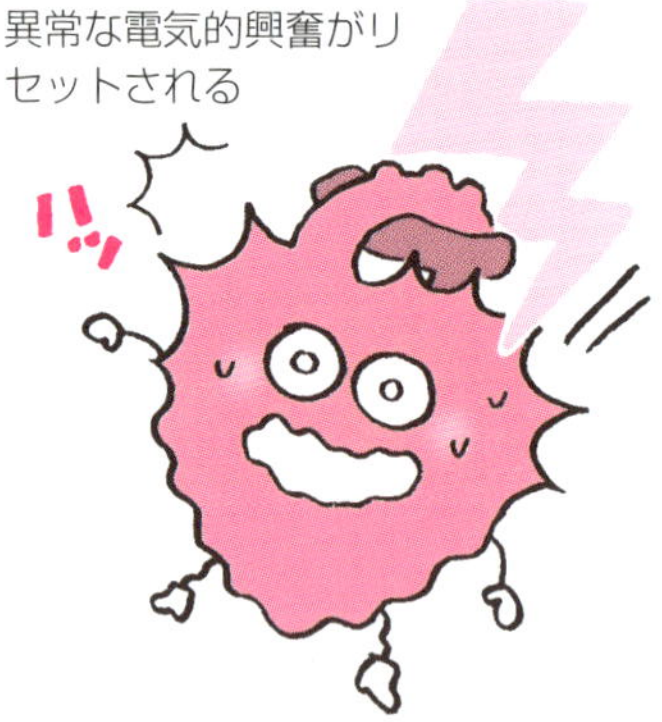

AED（Automated External Defibrillator: 自動体外式除細動器）は、なにも備えなく、突然、心室細動が起きたときに周囲の人が用いる除細動器（→ P98）

心室細動から命を守る装置

ＩＣＤ（植え込み型除細動器）は、小さな本体とリード（導線）で構成される装置で、心室細動から命を守る働きをしてくれます。

とはいえ、植え込み後は、自動車の運転や電子機器の扱いなどにある程度の制限があります。また、年齢・体力的に手術はむずかしい

と考えられる場合もあります。植え込むかどうかは、危険な不整脈を起こすリスクの高さやそもそもの原因、患者さんの全身の健康状態などをみながら総合的に判断していきます。

危険度が高ければICDを植え込む

心室細動や心室頻拍による一時的な心停止を起こしたことがある人、心臓に器質的な異常があり、心室頻拍による失神がみられる人などは、ICD の使用がすすめられます。

異常が起きると自動的に作動する

治療が必要な頻拍が起きると、ICD 本体が自動的に適切な電気刺激を送り出します。電気ショック後、心拍が止まってしまったときなどはペースメーカー（→ P86）として働き、心臓の動きを回復させる機能もあります。

作動時には不快感があることも

頻拍を調整するための電気刺激でドキドキするように感じたり、高い出力の電気が流れると、突然お腹や背中を強く叩かれたような衝撃を感じたりします。ただし、その間に意識を失っていて気づかないことも。

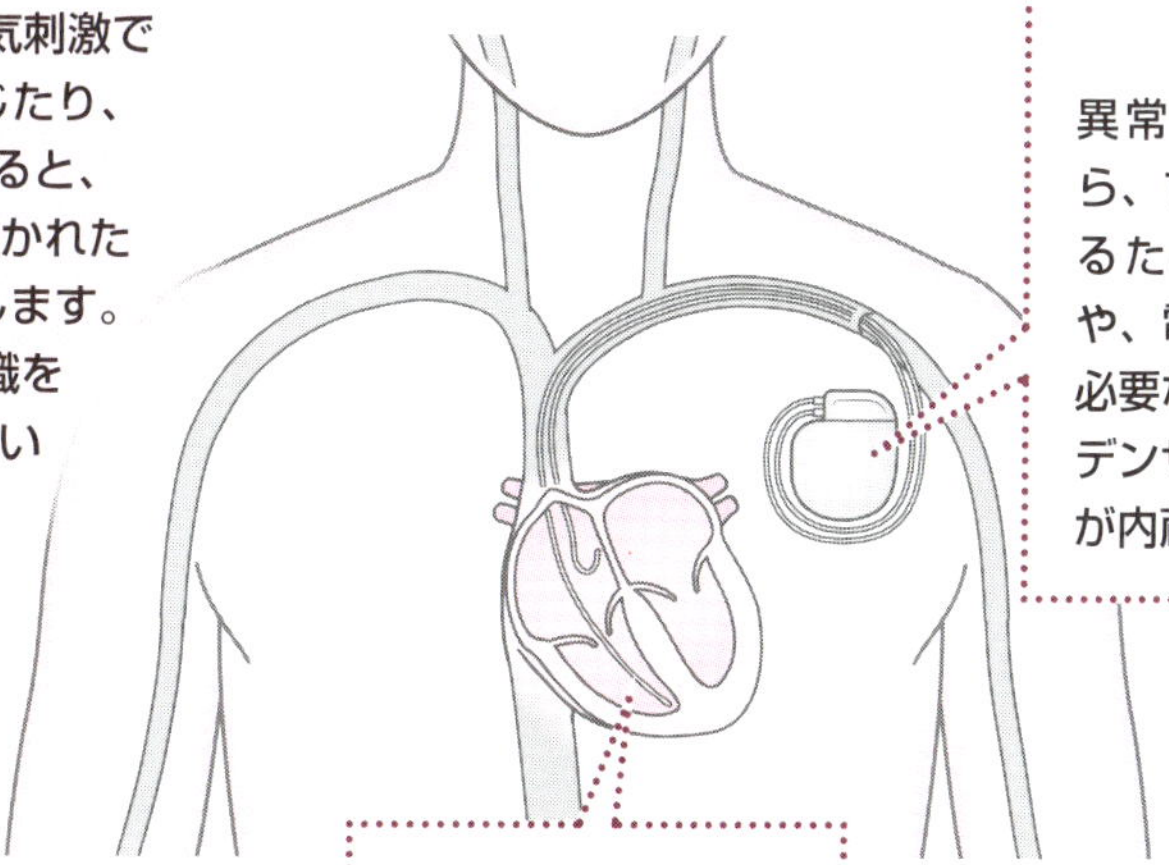

ICD本体

異常な拍動を感知したら、すぐに治療を開始するためのコンピュータや、電気ショック治療に必要な電気を蓄えるコンデンサ、電源となる電池が内蔵されている

リード

心臓の動きをとらえ、本体から送り出された電気を流す

注意点は?

- 電池切れを防ぐために、植え込んだあと本体を交換する手術が必要。リードの交換が不要なら手術時間は１～２時間程度。入院期間も短期間で済む
- 生活上の注意点、制限については 87、88 ページ参照

植え込み時には数日間の入院が必要。通常は胸部を数センチ切開して ICD 本体を植え込み、静脈を通して右心房・右心室内にリードを留置する。手術時間は２～４時間程度

心室頻拍・心室細動に備える

カテーテルアブレーションが有効なことも

危険な不整脈を止めるICD（植え込み型除細動器）に対し、カテーテルアブレーションは危険な不整脈が起きないようにする治療法です。受けられるのはどんな場合でしょう？

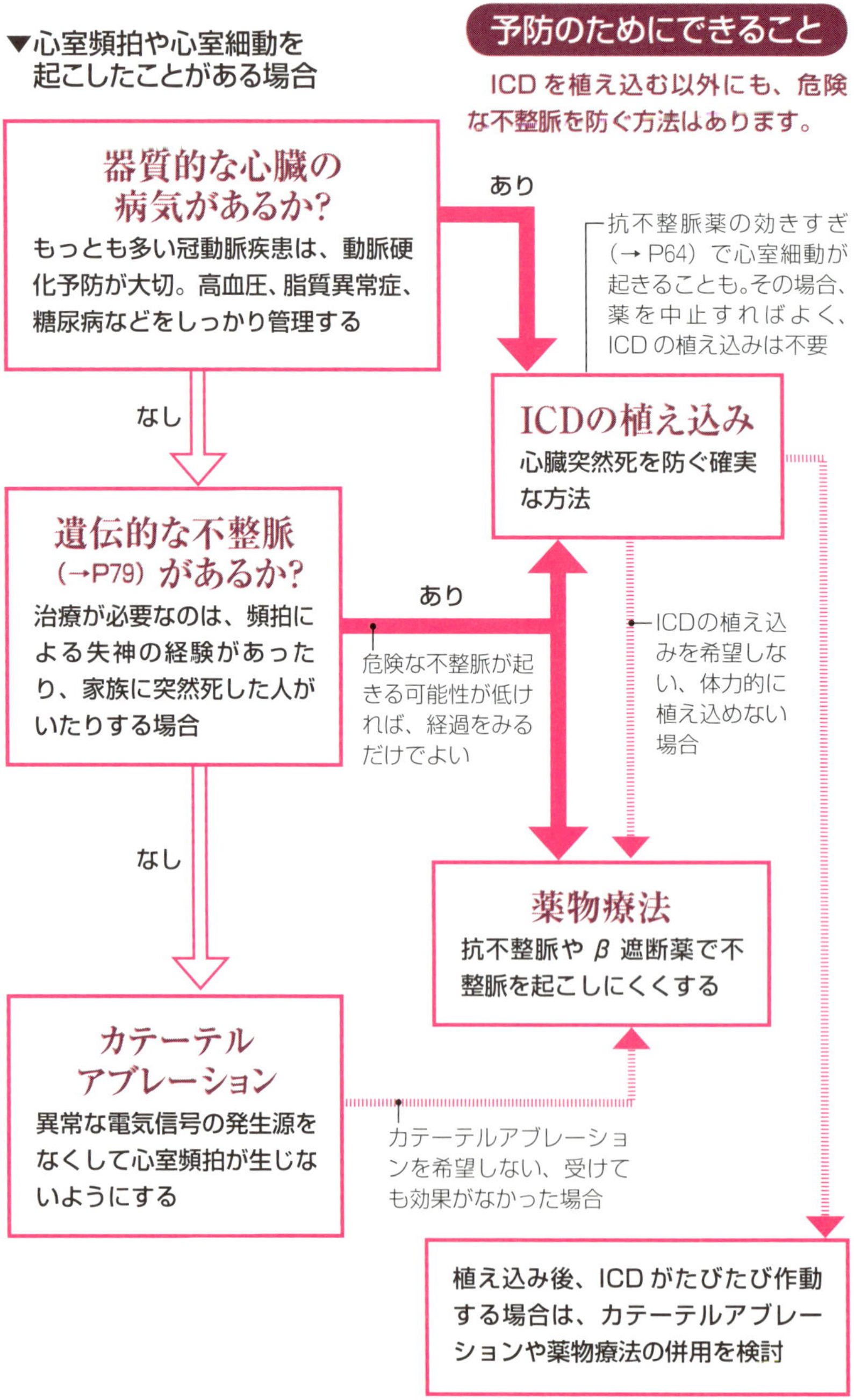

▼心室頻拍や心室細動を起こしたことがある場合
予防のためにできること
ICDを植え込む以外にも、危険な不整脈を防ぐ方法はあります。
器質的な心臓の病気があるか?
もっとも多い冠動脈疾患は、動脈硬化予防が大切。高血圧、脂質異常症、糖尿病などをしっかり管理する
あり
なし
抗不整脈薬の効きすぎ（→P64）で心室細動が起きることも。その場合、薬を中止すればよく、ICDの植え込みは不要
ICDの植え込み
心臓突然死を防ぐ確実な方法
遺伝的な不整脈（→P79）があるか?
治療が必要なのは、頻拍による失神の経験があったり、家族に突然死した人がいたりする場合
あり
危険な不整脈が起きる可能性が低ければ、経過をみるだけでよい
ICDの植え込みを希望しない、体力的に植え込めない場合
なし
薬物療法
抗不整脈やβ遮断薬で不整脈を起こしにくくする
カテーテルアブレーション
異常な電気信号の発生源をなくして心室頻拍が生じないようにする
カテーテルアブレーションを希望しない、受けても効果がなかった場合
植え込み後、ICDがたびたび作動する場合は、カテーテルアブレーションや薬物療法の併用を検討

カテーテルアブレーションの進め方

器質的な心臓の病気がなければ、90％以上の確率で心室頻拍は起きなくなり、心室細動への移行も防げます。具体的な手順については、心房細動の場合と同じです（→P70）。

▼心室頻拍の発生源の主なありか
（器質的な病気はない場合）

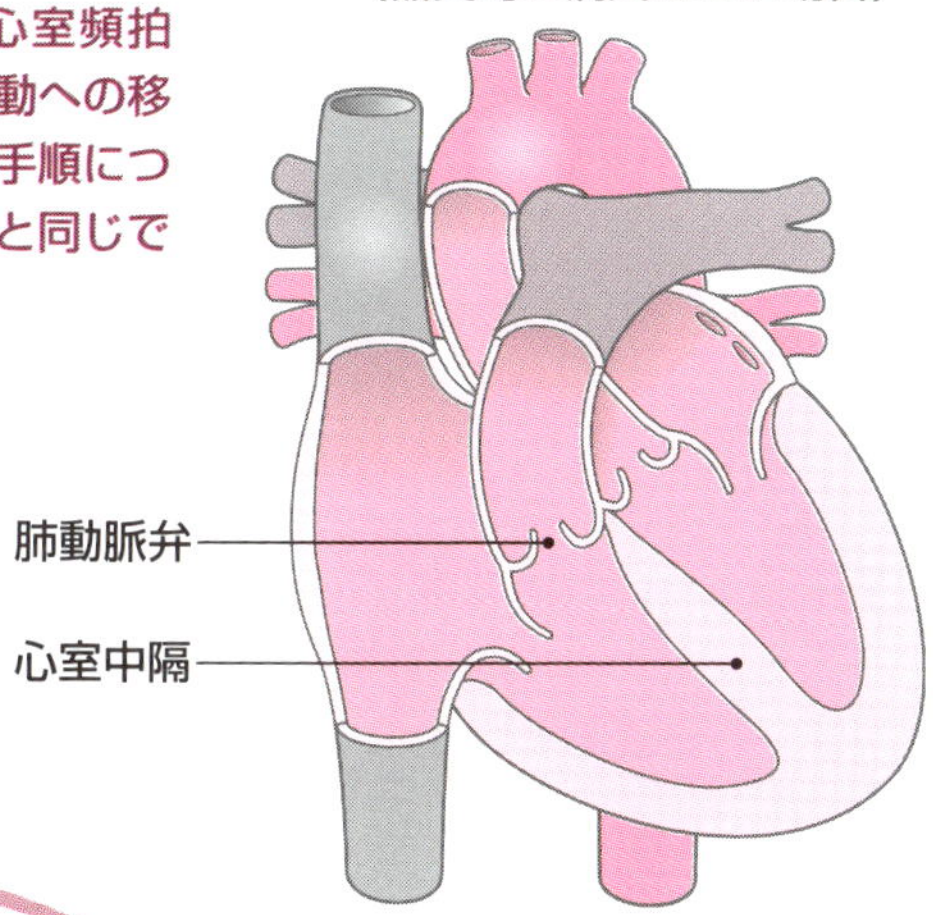

器質的疾患があっても受けられることも

心筋梗塞後や心筋症などに伴う心室頻拍も、発生源のありかによってはカテーテルアブレーションによる治療が可能です。ICDの植え込み後、電気ショック治療がたびたび必要になる人に、頻拍発作を減らす目的で実施されることもあります。

異常な電気信号の発生源を特定する

電気生理学的検査（→P38）をおこない、治療すべき部位を特定する

カテーテルアブレーションをおこなう

専用のカテーテルを使用して焼いたり、凍らせたりする

器質的な病気があると、心筋の奥や心臓の表面から発生することも。その場合、カテーテルアブレーションによる焼灼や凍結が及びにくく、治療効果は期待しにくい

「起きないようにする」ための治療も大切

危険な不整脈を起こしやすい人は、ＩＣＤ（植え込み型除細動器）を使用して万が一の事態に備えることが、突然死の危険を避けるもっとも確実な方法です。

しかし、ＩＣＤは「止める」ための装置であり、植え込んだからといって危険な不整脈が起きやすい状態が改善されるわけではありません。もとにある心臓の病気を進めないようにすること、心室細動の引き金になるような心室頻拍が起きないようにすることも、重要な再発予防策です。

心室頻拍の頻度を減らすために、カテーテルアブレーションが検討されることもあります。心臓に器質的な疾患がある場合、アブレーションが成功してもＩＣＤと薬物療法は必要ですが、器質的疾患のない一部の人は、ＩＣＤも薬物療法も不要になることもあります。

徐脈性不整脈

脈が遅すぎて十分な血流が保てないことも

心臓の拍動が減り、脈拍数が少なくなる徐脈は、すべて危険なものというわけではありません。ただし、失神を起こすほどの徐脈は放置しておかないほうがよいでしょう。

症状がある徐脈は要注意

脈が途絶えがちになり、十分な血液が行き渡らなくなると、さまざまな症状に見舞われます。徐脈による症状がある場合には、治療を考えます。

▼脳への血流が低下するために起きる症状

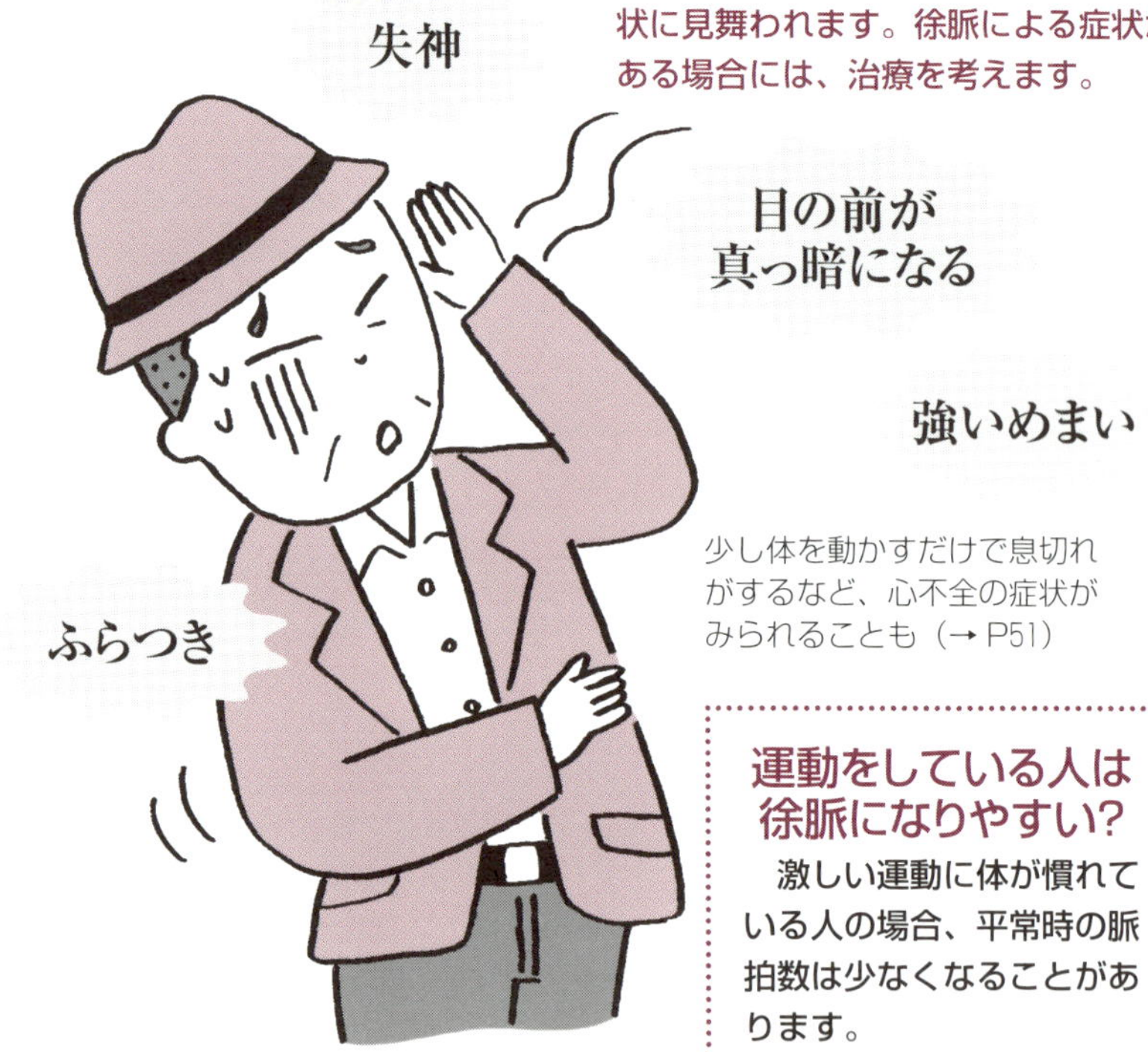

失神
目の前が真っ暗になる
強いめまい
ふらつき

少し体を動かすだけで息切れがするなど、心不全の症状がみられることも（→ P51）

運動をしている人は徐脈になりやすい?

激しい運動に体が慣れている人の場合、平常時の脈拍数は少なくなることがあります。

この場合の徐脈は、危険なものではありません。「スポーツマン心臓」といわれ、運動時には必要十分なだけの脈拍数の上昇がみられます。

一方、病的な徐脈では、運動量に見合った脈拍数の上昇が起こらず、血流が不足してさまざまな症状が引き起こされるのです。

「脈拍数が少ないだけ」で異常とはいえない

心臓の拍動数が少ないからといって、それだけで命を脅かすようなものではありません。ふだんの脈拍数が一分間に四〇回くらいでも症状がなく、軽い運動で苦しくなるようなことがなければ心配はいりません。

一方で、徐脈が原因でめまいや

徐脈をまねく不整脈は主に2タイプ

徐脈性の不整脈は、電気信号をつくりだす洞結節の機能が低下している洞不全症候群と、洞結節は正常に働いていても、心室にきちんと伝わらない房室ブロックの2つに大別されます。どちらのタイプかは、心電図の波形で判定されます。

洞不全症候群

規則的な電気信号を送り出している洞結節の働きが低下しているために、脈拍数が毎分50回未満になったり、心臓の動きが突然止まってしまったりします。年齢が高くなるほど起きやすくなります。

【治療の必要性】
症状の有無で判断する。症状があれば治療したほうがよい

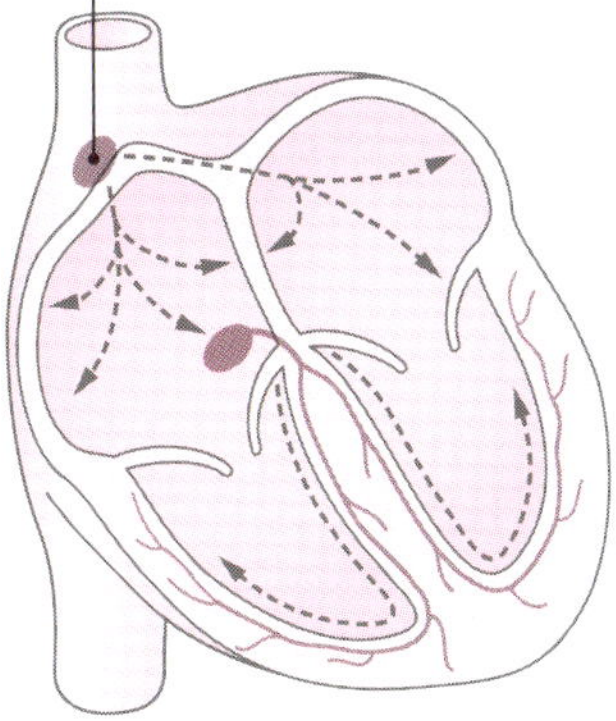

房室ブロック

心房から心室へ、電気信号がうまく伝わらないために起きる徐脈です。これといった原因はなく、加齢の影響と考えられる場合と、冠動脈疾患をはじめとする心臓の病気や、服用中の薬などの影響で起きてくる場合があります。

【治療の必要性】
房室ブロックの程度や、ブロックが起きる頻度はさまざま。第3度の房室ブロックは突然死につながるおそれがあるため、治療が必要

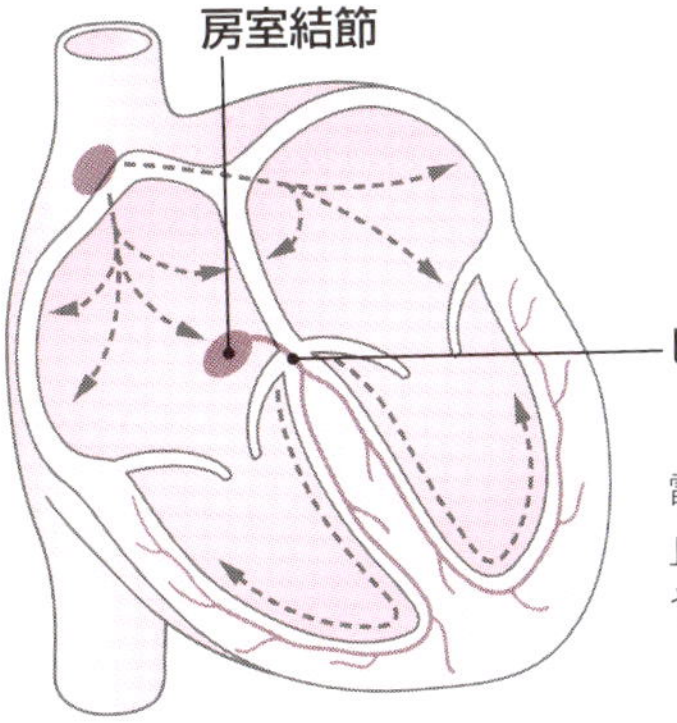
ヒス束
電気信号の流れが悪化・停止するところは、房室結節やヒス束などいろいろ

▼房室ブロックの程度による分類

第1度	タイミングは遅いが、電気信号は伝わっている
第2度	電気信号の一部が心室に伝わらず、心拍が遅くなったり不規則になったりする
第3度 （高度房室ブロック／完全房室ブロック）	心房から心室に電気信号がまったく届かなくなる

失神を起こすことがあるようなら、これを放置しておくのは危険です。

高度の房室ブロックでは、心房からの電気信号が途絶えてしまいます。心室の拍動が止まらないよう、房室結節や心室内で〝自家発電〟が始まるものの、安定的ではありません。発電がうまくいかずに心室の収縮が起きなくなれば突然死に至ります。

洞不全症候群が突然死の原因になることはないものの、失神が起きるようならやはり問題です。転倒によるケガの心配もあるからです。

徐脈性不整脈

危険な徐脈はペースメーカーでリズムを取り戻す

ペースメーカーは、電気信号を送って心臓が規則的に動けるようにする装置です。治療の必要があれば、ペースメーカーを植え込むことで、徐脈は確実に改善します。

治療方針を決める

徐脈に対しては、ペースメーカーの植え込みがほぼ唯一の治療手段です。ただし、症状がまったくなければ命を脅かす心配はないため、治療は見送ります。

徐脈による症状

（→ P84）

なし

様子をみる

とくに症状がなければ、通常の生活でよい

薬物療法も通常はおこなわない

- 薬で微妙な心拍数の調整はむずかしい
- 効果が一定せず、動悸が激しくなったり、危険な不整脈が出やすくなったりすることもある

あり

除去可能な原因は取り除く

心房細動の影響で徐脈が起きていたり、心房細動の治療で服用しているβ遮断薬や抗不整脈薬の効きすぎが徐脈をまねいたりすることもある

改善しない／原因への対処がむずかしい

ペースメーカーの植え込みを検討

年齢や全身状態、本人や家族の希望などを考慮。可能ならペースメーカーを植え込む手術を受ける

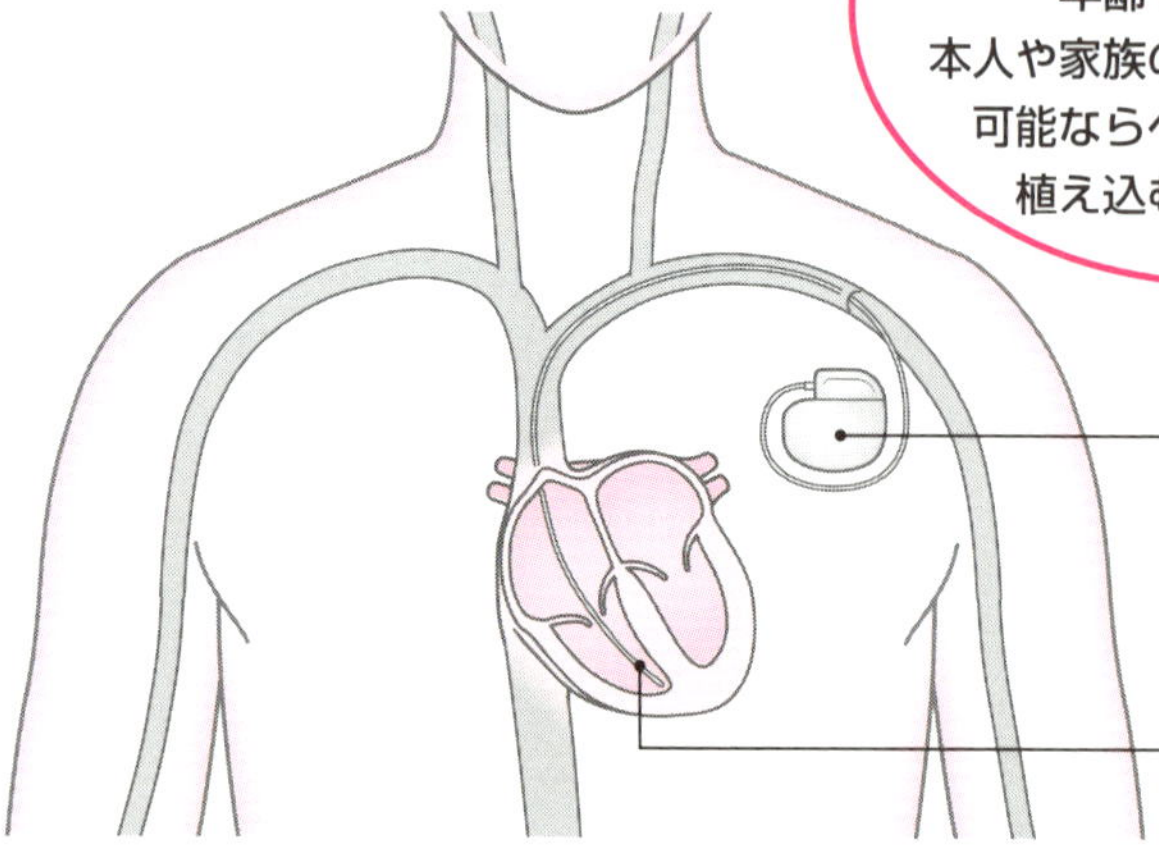
ペースメーカー本体
ICDにくらべ機能が単純であるため、ペースメーカーの本体は小さめ
リード

植え込み後の注意点

身のまわりの電気機器から発せられる電磁波の影響で、ペースメーカーの作動に乱れが生じる危険性があります。ICD（植え込み型除細動器）を使用している場合の注意点も同様です。

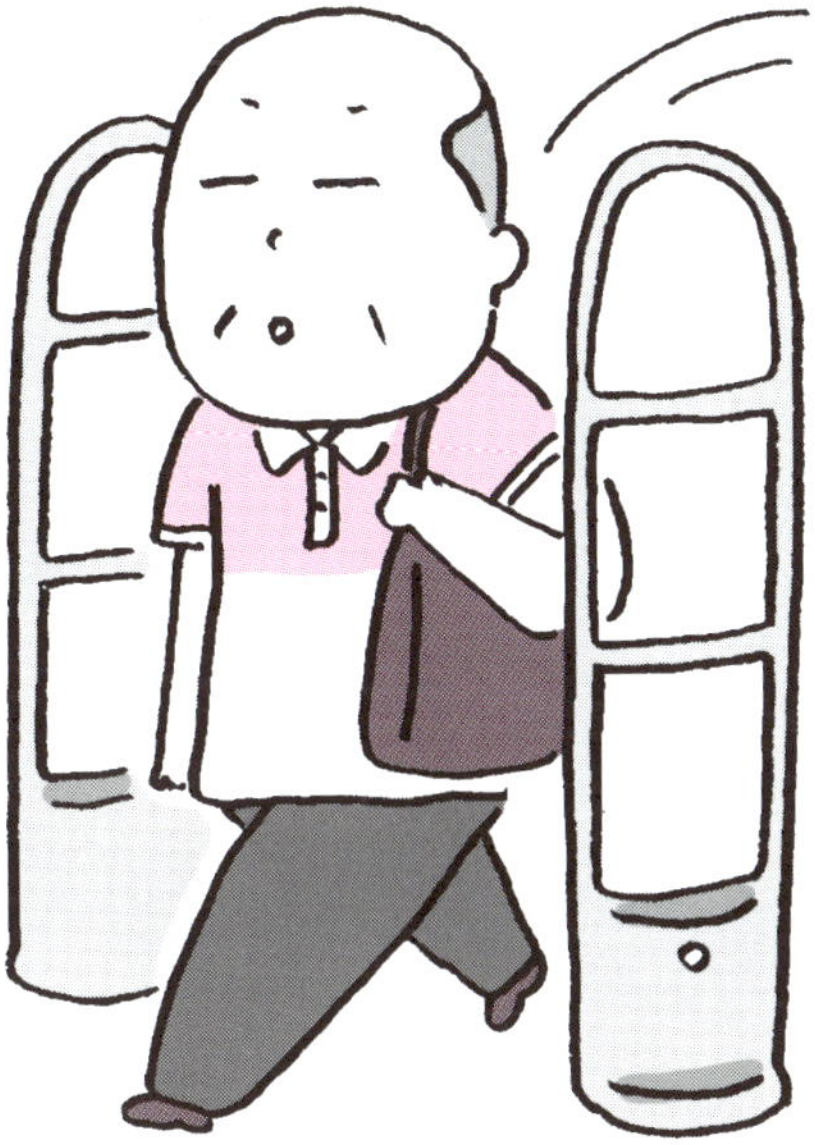

ゲート式の盗難防止装置や電子タグの読み取り機の間を通るときは、立ち止まらず、中央をすみやかに通過する

定期的に受診する

電気刺激の送り方は、不整脈の状態に合わせて医師が設定、調整します。指示された間隔で、定期検診を続けます。

ほかの病気の検査・治療時には申告する

不整脈以外の病気で他科を受診する際には、ペースメーカー（または ICD）を植え込んでいることを必ず伝えます。影響があると判断されれば、別の手段での検査・治療が検討されます。

▼影響を及ぼす可能性のある医療機器

MRI（磁気共鳴画像診断装置）
CT（X線CT・PET-CT）装置
放射線照射治療装置
電気鍼、高周波・低周波治療器

など

電子機器類には近づきすぎない

生活のなかで急増する電子機器類は、弱い電磁波を発しています。本体に近づけすぎると誤作動をまねくおそれがあります。電気製品の漏電にも注意しましょう。

▼主な注意点

電気自動車	急速充電器の使用は避ける
無線LAN	とくに問題はない
携帯式WiFi機器	密着させなければよい
携帯電話・スマートフォン	電源を入れたまま胸ポケットに入れず、通話時は植え込み部位と逆の耳に当てる
ICカードや電子タグの読み取り機	植え込み部を密着させない

薬や生活改善で徐脈は治せない

電気系統のつながりがうまくいかないために起きている徐脈を薬で治療することはむずかしく、生活習慣の見直しで改善するものでもありません。治療の必要があれば、ペースメーカーの使用を検討します。

植え込む方法はICDと同じで、電池切れを起こす前に本体を交換するための手術が必要な点も同様です（→P81）。

COLUMN

「植え込み」をした人は自動車の運転ができない!?

失神の症状があれば運転は絶対にダメ

生活するうえで自動車の運転が必須という人もいるでしょう。

しかし、ひとたび事故を起こせば取り返しのつかない事態が生じることもあります。たびたび失神を起こしているようなら、決して自分で自動車の運転をしてはいけません。

ペースメーカーは原則許可、ICDは原則禁止

ペースメーカーやＩＣＤの植え込み後の自動車運転については、法律に定められています。

ペースメーカーについては、植え込み後、意識を失うようなことがなければ、運転をしてもかまわないとされています。

一方、ＩＣＤについては、植え込みを受けたあとの自動車運転は原則禁止です。電気ショックを伴う除細動は、意識消失を伴うことが多く、重大な事故に結びつく可能性があるからです。

ただし、一定期間、意識消失はなく、ＩＣＤが作動するような事態も起きていなければ、所定の手続きをすることで運転が認められる場合もあります。

とはいえ、この場合も、お客さんを乗せて走ることができる第二種運転免許は許可されません。ＩＣＤの植え込み後、運転を職業とする業務はできなくなります。

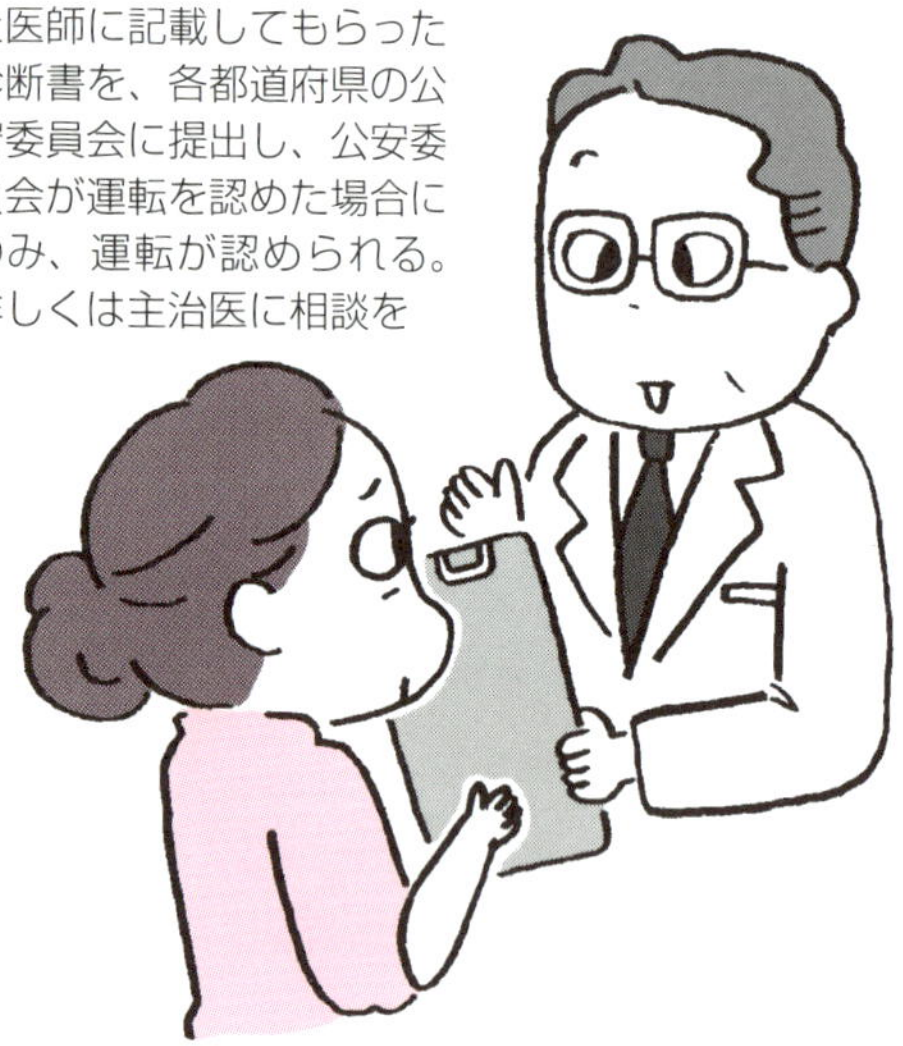

所定のICD研修を履修した医師に記載してもらった診断書を、各都道府県の公安委員会に提出し、公安委員会が運転を認めた場合にのみ、運転が認められる。詳しくは主治医に相談を

第5章

期外収縮—治療しなくて大丈夫？

「治療の必要はない」といわれても、
症状が続き、不安な思いをかかえている人も多いのでは？
不安をかかえたままでは不快感もいっそう募りがち。
期外収縮の正体と、対策のしかたを知ることが、
不安の、ひいては不快感の軽減につながります。

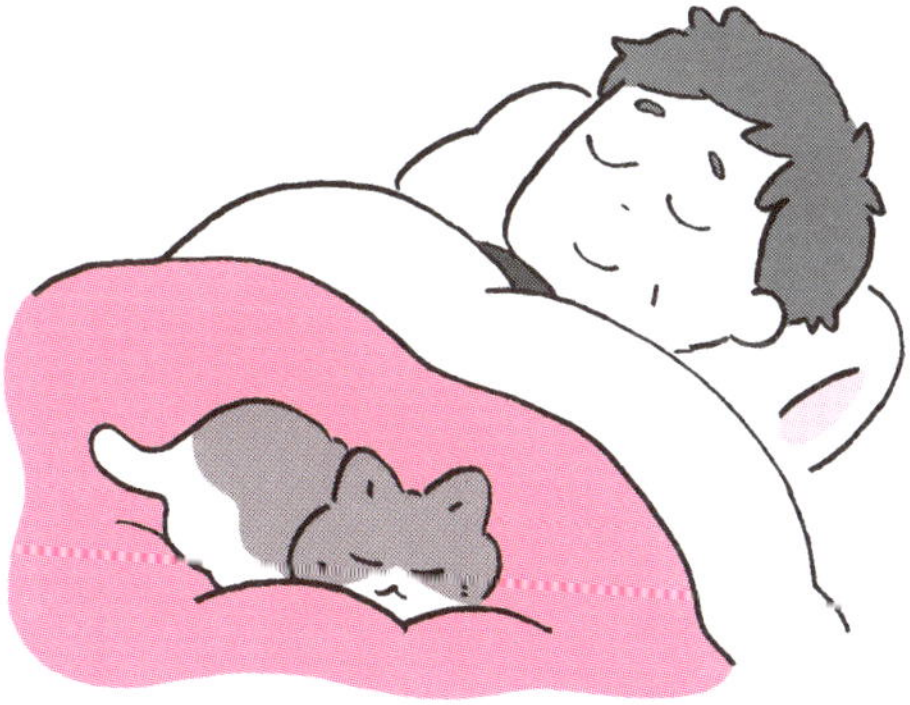

期外収縮とは

たまに起きるだけなら治療は必要なし

予想より早いタイミングで心臓が収縮する期外収縮は、たいていの場合、これといった原因なく生じます。期外収縮が起きるだけで心臓に問題がなければ、基本的に治療は不要です。

2つのタイプに分けられる

心臓の不規則な収縮をもたらす電気信号がどこで発せられるかで、期外収縮は大きく２つに分けられます。

上室期外収縮

心房や房室結節に不規則な電気信号の発生源があるタイプ。基本的には良性です。ただし、心房細動の引き金になることもあります。その場合は心房細動としての対応が必要です。

心房期外収縮
左右の心房だけでなく、肺静脈、上大静脈などに発生源があることも

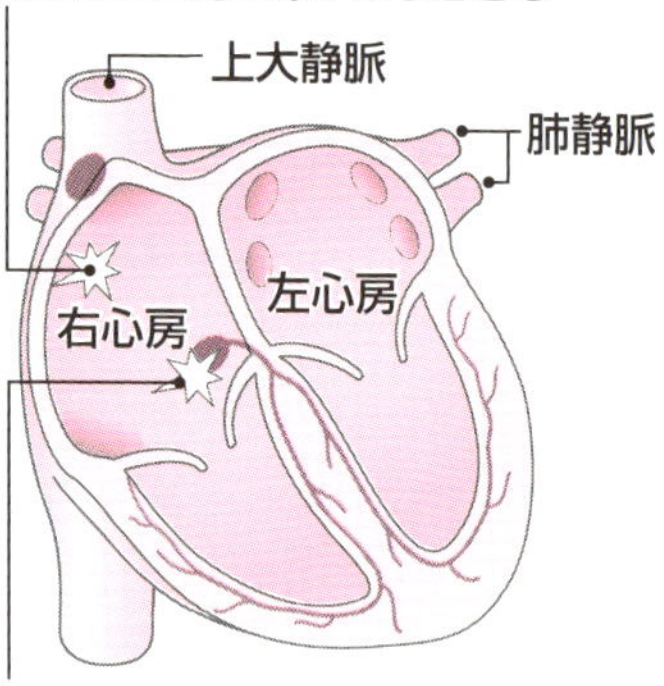

房室接合部期外収縮
房室結節周囲が発生源となっている

心室期外収縮

心室で不規則な電気信号が発生するタイプ。心臓の病気がもとで起きているのかどうかが危険度を左右します。

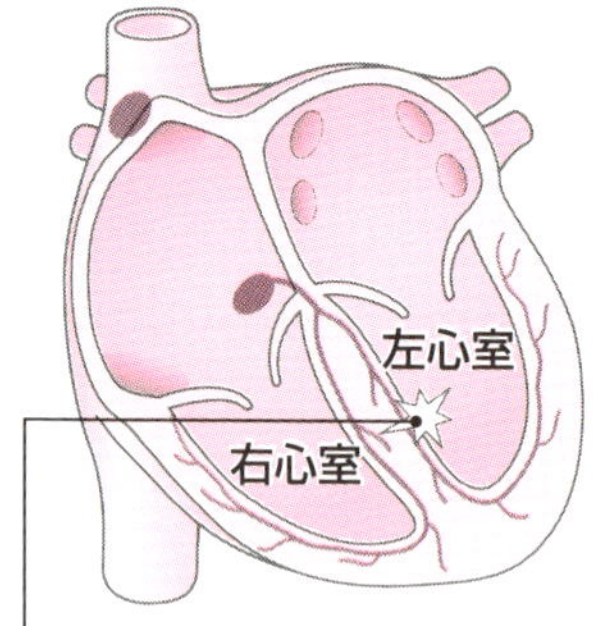

左右の心室のどこかに不規則な電気信号の発生源がある

心電図の波形で違いが分かる

期外収縮かどうか、上室性か心室性かは、心電図の波形から判断されます。

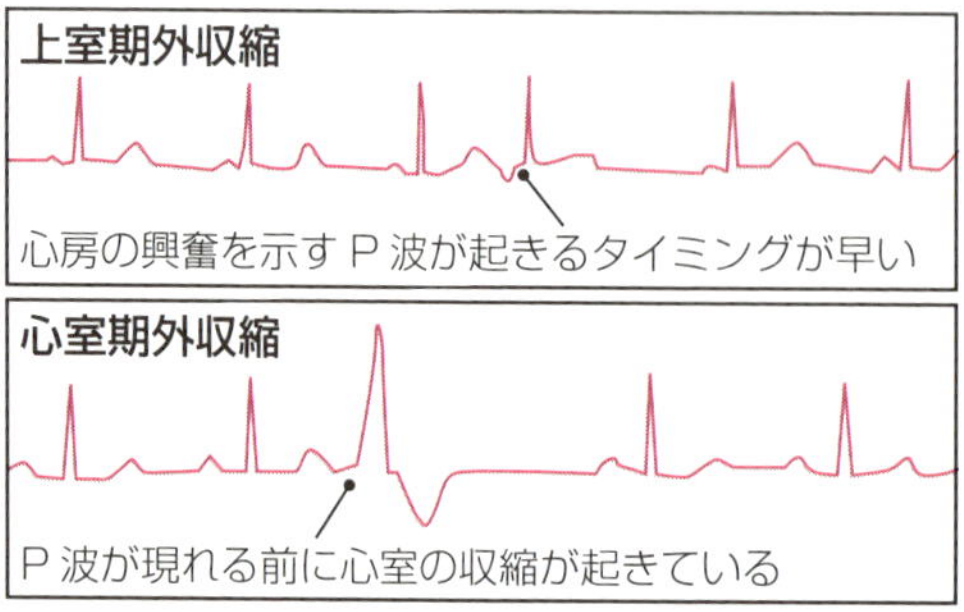

対応の基本原則

脈の乱れが期外収縮によるものか、異常な電気信号の発生源はどこにあるのかは、心電図検査を受けなければ確かなことはわかりません。自己判断せず、医療機関でのチェックは受けておきましょう。

原因となる病気の有無で方針は変わる

狭心症や心筋梗塞、心筋症など心臓の病気は、期外収縮だけでなくさまざまな不整脈を起こしやすくします。症状の有無にかかわらず、治療が必要です。

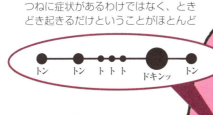

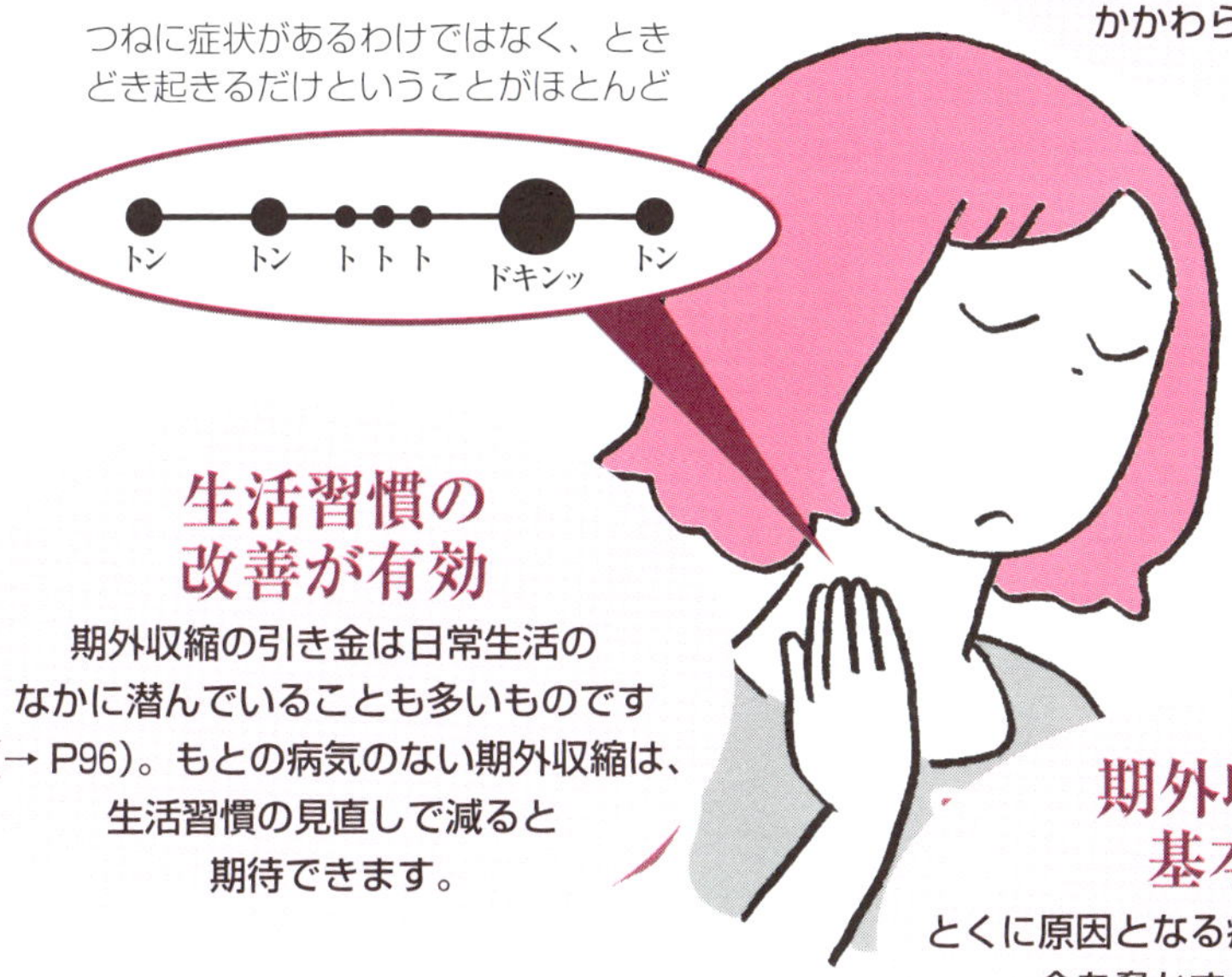

つねに症状があるわけではなく、ときどき起きるだけということがほとんど
トン
トン
トトト
ドキンッ
トン

生活習慣の改善が有効

期外収縮の引き金は日常生活のなかに潜んでいることも多いものです（→ P96）。もとの病気のない期外収縮は、生活習慣の見直しで減ると期待できます。

期外収縮だけなら基本は無治療

とくに原因となる病気がなく現れる期外収縮は、命を脅かす心配はまずありません。がまんできるくらいの症状なら、治療はしないのが基本です。

服薬は必要最低限に

期外収縮がひんぱんに起きる場合には、薬物療法も考慮されます。しかし、とくに抗不整脈薬は調整がむずかしいので、漫然と服用を続けるのは避けます。

いつの間にか現れにくくなることも

不整脈の症状を訴える人のなかで、いちばん多いのが期外収縮です。期外収縮であること、もとになる心臓の病気などがないことが確認されれば、突然死に結びつくような心配はありません。

生活状況などによって増える時期もありますが、いつの間にか現れにくくなることも少なくありません。特別な治療はしないのが原則です。

上室期外収縮

心房細動の引き金になっていないか確認を

心房に発生源のある上室期外収縮は、基本的には良性の不整脈です。ただし、期外収縮をきっかけに心房細動が起きることも。期外収縮「だけ」なのかどうかの確認が必要です。

治療するかどうかの目安

大半は治療不要の上室期外収縮ですが、下記の３つの点を確認しておくことが必要です。

心房細動の兆候はないか?

発作性の心房細動は、心房内で起きる期外収縮に引き続いて始まることがあります。何度もくり返し期外収縮が起きている人、心房細動になりやすい要因（→ P45）をかかえている人は要注意。心房細動が見つかれば、心房細動として対応していきます（→第３章）。

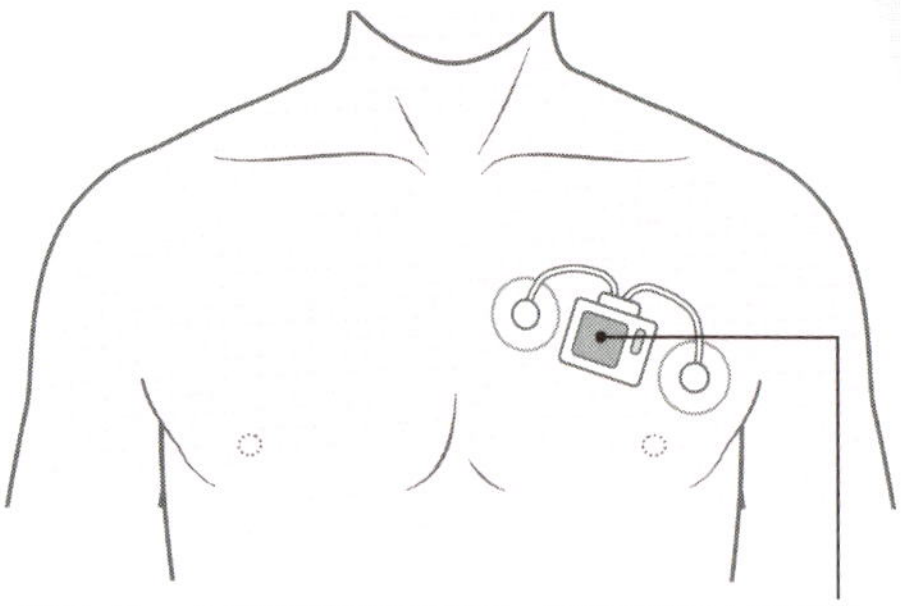

ホルター心電図検査で確認。波形の違いで期外収縮か心房細動かは判別できる

心臓の状態は?

狭心症・心筋梗塞などの冠動脈疾患や心筋症など、もとに心臓の病気がある場合は、さまざまなタイプの不整脈が起きやすくなります。自覚症状の有無にかかわらず、薬物療法を検討します。心機能が低下した心不全がみられる場合も同様です。

▼使用する薬

まずはβ遮断薬。効かなければ抗不整脈薬を使うこともある
器質的な病気がなければ精神安定剤を処方されることもある

自覚症状は?

原因となる病気はなくても、症状が強くて困っているという場合には、薬物療法を検討します。常用はせず、つらいときだけ飲むという方法もあります。

治療の必要性がないか確認しておく

上室期外収縮は、健診などで受けた心電図検査でたまたま見つかることもあります。必ず受診し、心房細動や心臓の病気との合併がないか調べておきましょう。合併していなければ、命にかかわるおそれはまずありません。放置が原則です。

不安・疑問は解消しておこう

治療の必要はないといわれても、不安を覚えていませんか？　気になる疑問は解消しておきましょう。

Q 突然死の原因になるような不整脈に変わらない？

心臓の病気のない人に生じた上室期外収縮が、急に危険な不整脈に変化することはなく、突然死の心配はありません。

Q 徐脈の原因になることは？

期外収縮が起きるタイミングによっては、心室に電気信号がうまく伝わらず、徐脈になることがあります。ただ、つねに脈拍数が少ない場合には、期外収縮ではなく洞結節不全など、別のタイプの不整脈があるとも考えられます。

Q 期外収縮が起きる回数が非常に多くても、放置でよいの？

治療の必要性は回数では決まりません。ただ、心機能の低下がみられるほどなら、心臓を保護する働きのある β 遮断薬や ACE 阻害薬、アンジオテンシンⅡ受容体拮抗薬などの服用を始めることもあります。

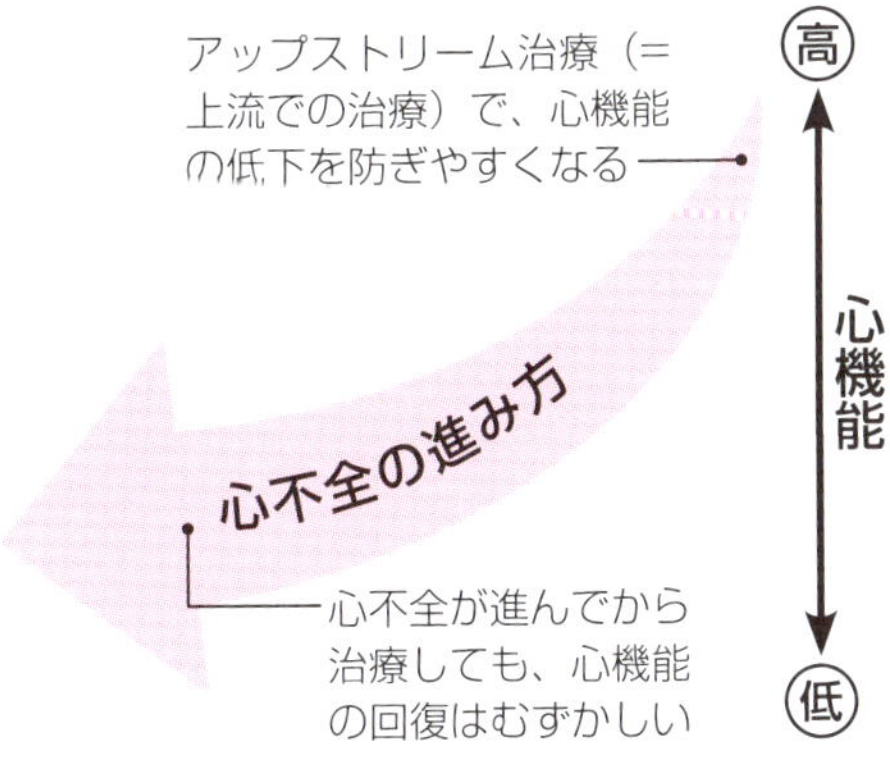

アップストリーム治療（＝上流での治療）で、心機能の低下を防ぎやすくなる
高
心機能
低
心不全の進み方
心不全が進んでから治療しても、心機能の回復はむずかしい

Q カテーテルアブレーションで治せない？

発生源が特定できれば治せます。しかし、確率は低いとはいえ合併症の危険性もある治療法ですので、上室期外収縮だけなら、あまりおこなわれません。

Q 一生つきあうもの？

いいえ。多くは、とくに治療しなくても、いつの間にか気にならない程度になっていきます。

Q 運動をしても大丈夫？

疲労困憊《こんぱい》するほどの運動は、身体的なストレスとなって期外収縮が起きやすくなる場合もあります。しかし、運動する習慣をもつことは、心臓だけでなく全身の健康状態の改善につながります。無理のない範囲で、積極的に運動しましょう。

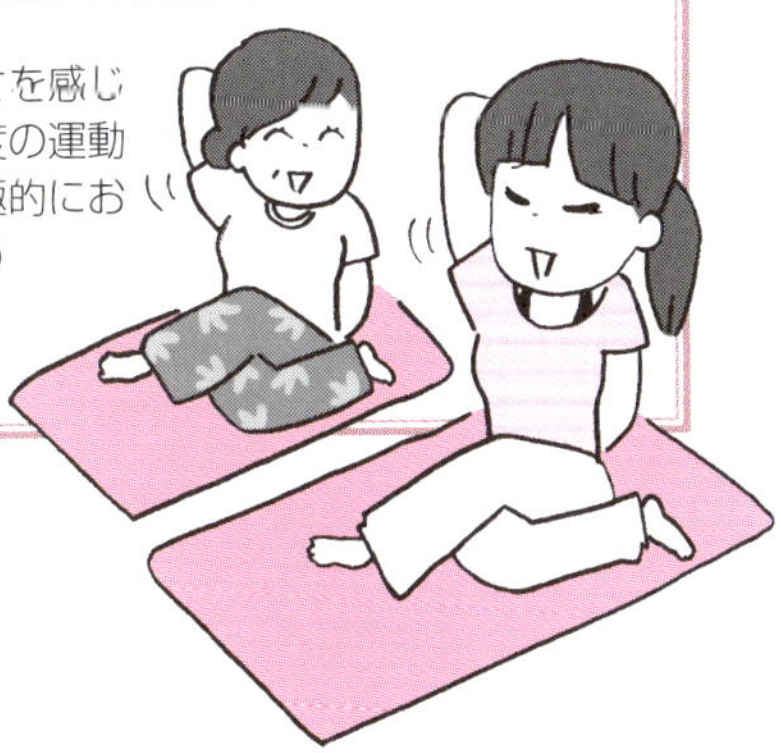

息苦しさを感じない程度の運動は、積極的におこなおう

心室期外収縮

「心室性」でも心臓病がなければ怖くない

期外収縮とはいえ心室で起きている場合には、心室頻拍・心室細動といった危険な不整脈との関連が心配されます。もとに心臓の器質的な病気があるかどうかが、重要な分かれ目です。

治療したほうがよい場合もある

期外収縮は基本的には治療不要ですが、狭心症や心筋梗塞の発症後にみられる心室期外収縮は、ときに心室頻拍や心室細動につながることも。危険度に応じた治療が必要です。

心臓の病気がある

狭心症・心筋梗塞の発症後や
心筋症がある人などは、不整脈が
起きやすくなります。心室期外収縮から
心室頻拍・心室細動に移行していくことも
あるため、心室期外収縮の重症度に
応じて薬物療法をおこなっていきます。
心臓の病気を患い、心機能がかなり
低下している場合には、
ICD の植え込みも検討
されます（→ P80）。

重症度が高い

器質的な心臓の病気がある場合、
重症度が高ければ薬物療法が
検討されます。

▼心室期外収縮の重症度分類
（Lown 分類）

グレード1	1時間に30回未満
グレード2	1時間に30回以上
グレード3	発生源が2ヵ所以上
グレード4	2連発（2回連続）、あるいは3連発（3回連続）以上
グレード5	R on T：興奮が鎮まる前にまた収縮する

▼心室期外収縮の心電図の一例

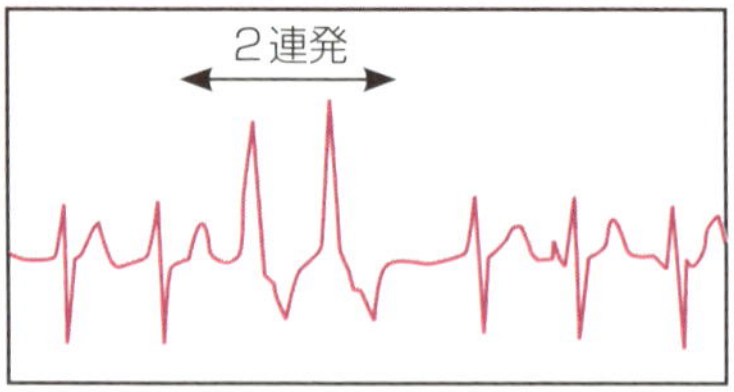

ホルター心電図検査の記録を解析すれば、心室期外収縮か、重症度はどれくらいかがわかる

症状がつらすぎる

心室期外収縮が連発し、苦しい、つらい、
不安でたまらないなど、症状に苦しめられている
場合には、薬物療法を検討します。症状が
ひどいときだけ、服薬する
方法もあります。

治療するなら2つの方法がある

治療したほうがよいと判断された場合の選択肢は、大きく分けると2つあります。

薬物療法

不整脈を起こしやすい心臓の器質的な病気があれば心機能の程度に応じて、病気はなくても症状が強い場合には心電図の波の様子から、適切な薬が処方されます。

▼使用する薬

β遮断薬や抗不整脈薬。抗不整脈薬はあまり長く使わない
心機能が低下していればβ遮断薬のほか、ACE阻害薬、アンジオテンシンⅡ受容体拮抗薬の使用を検討

↓ 薬が効かないか、副作用のために使用できない場合、あるいは本人が強く希望する場合

カテーテルアブレーション

心室頻拍や心室細動に移行するおそれのある重症度の高い心室期外収縮や、症状がひどい場合、心不全が起きている場合に検討されます（→ P83）。

治療する部位は違いますが、手術の進め方は心房細動の場合と同じです（→ P70）。

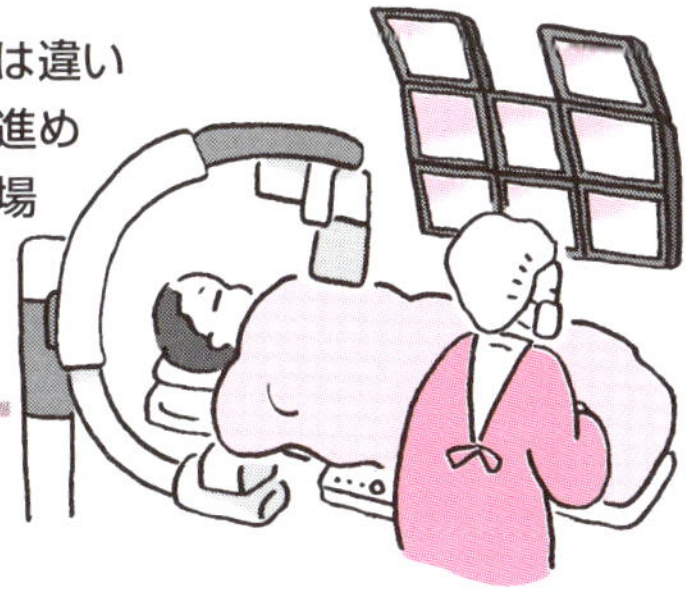

もとに病気がなければやはり治療はいらない

期外収縮があるだけで、心臓そのものに異常はない特発性の期外収縮なら、心室性だからといっていきなり危険な不整脈に移行していく心配はありません。上室期外収縮と同様、基本的には治療不要です。定期的にホルター心電図検査などを受け、変化はないか様子をみていけばよいでしょう。

ただ、一日に数千、数万回の期外収縮が続くと、心臓に負担がかかり、やがて心不全につながるおそれもないわけではありません。

とはいえ、一時的に非常に多くても、生活習慣の改善で減る可能性はあります。器質的な病気がなければ、治療を急ぐ必要はないでしょう。

気になる変化があれば改めて検査を受ける

冠動脈疾患をはじめ、心臓の病気は年齢とともに増えていく傾向があります。

同じ状態がずっと続くとはかぎりません。期外収縮の回数が増えているなど、気になる変化があれば早めに受診し、改めて検査を受けておきましょう。

治療不要といわれたら

きっかけになりやすい生活習慣を見直そう

「治療の必要なし」といわれたものの、減らない症状に不安を感じている人に必要なのは、生活習慣の見直しです。自分の生活を振り返り、改善点を見つけていきましょう。

心がけたい6つのポイント

自分では当たり前のことになっている習慣が、期外収縮の引き金になっている可能性もあります。

ストレス解消のための一服が、心臓にとっては余計なストレスになりやすい

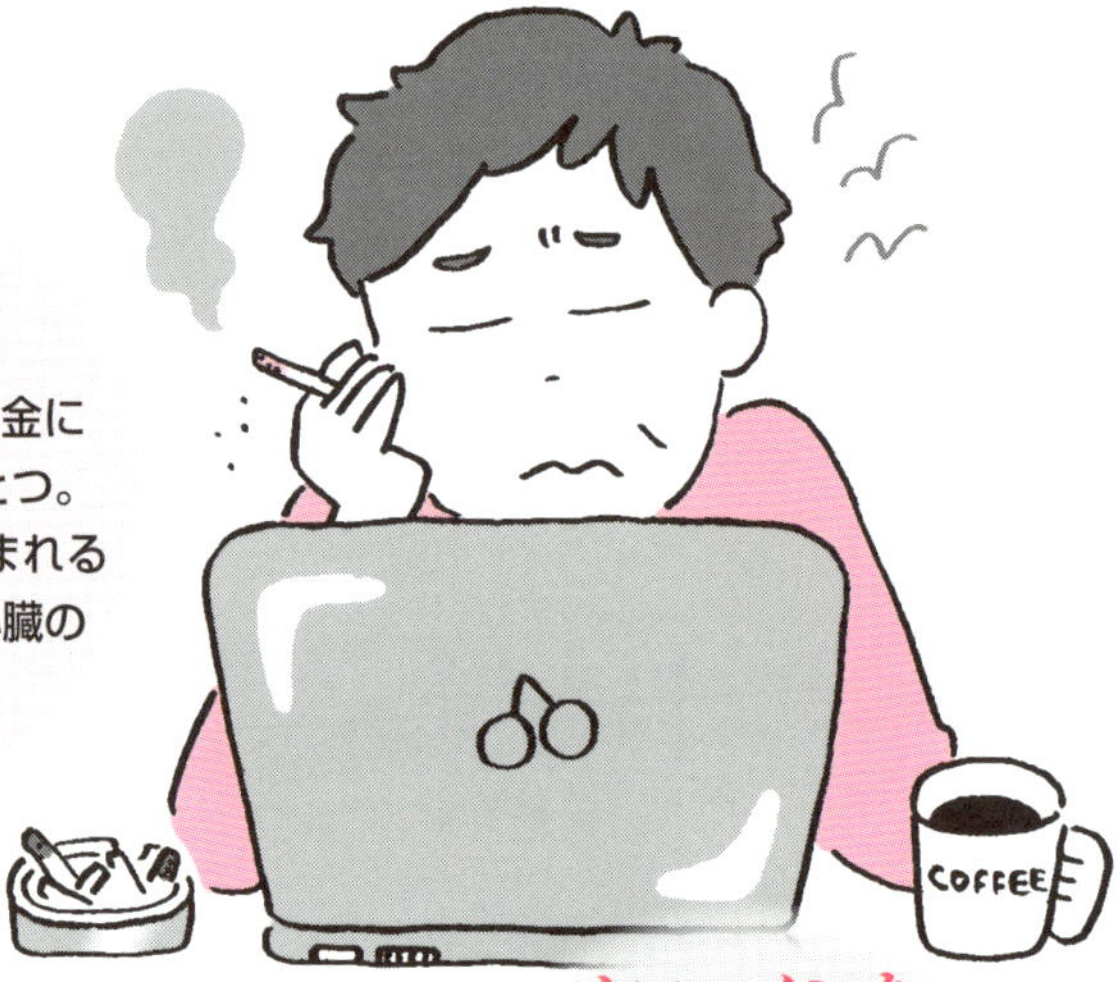

たばこはやめる

喫煙は期外収縮の引き金になりやすい習慣のひとつ。喫煙することで吸い込まれる有害物質は、血管や心臓の動きを乱すもとになります。

がんばりすぎない

がんばるのは悪いことではありませんが、がんばりすぎは心身のストレスになります。心臓を動かす電気信号の伝わり方は、自律神経にも影響されます（→ P62）。心身のストレスは交感神経の働きを過剰に強め、自律神経のバランスを乱します。結果的に心臓の動きも乱れやすくなります。

カフェインをとりすぎない

コーヒーなどに含まれるカフェインは、医薬品にも使われる刺激物。体にさまざまな影響を及ぼしますが、心臓の収縮を強める作用もあります。

コーヒーだけではない

緑茶や紅茶、ウーロン茶などの茶類や、チョコレート、ココアなどもカフェインを多く含んでいます。最近は、「エナジードリンク」といわれるカフェイン含有量の多い飲料も数多く販売されています。

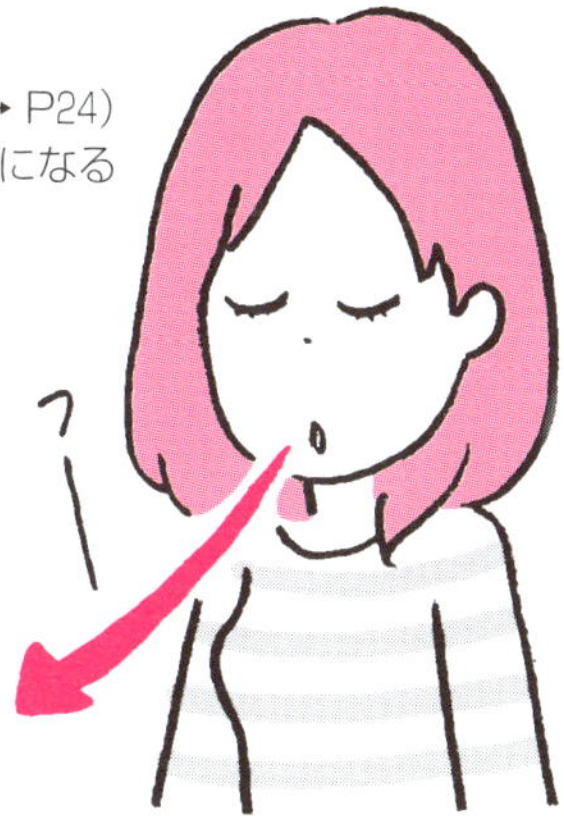

心臓神経症（→P24）への対応が参考になる

「気にしすぎない」ことも大切

気になる症状のもとに心臓の病気などが隠れていないことが確認され、心電図検査で期外収縮以外の不整脈が見つからなかったなら、「気にしすぎ」は意識的にやめましょう。期外収縮が起きても、「またか」とやり過ごすうちに、気にならなくなっていくことも多いものです。

たっぷり眠ろう

睡眠不足のときは、期外収縮をはじめとする不整脈が起こりやすくなります。また、睡眠が足りずに疲れていると、日々のストレスの影響も受けやすくなります。十分に睡眠時間を確保し、ぐっすり眠ることはストレス対策にもなります。

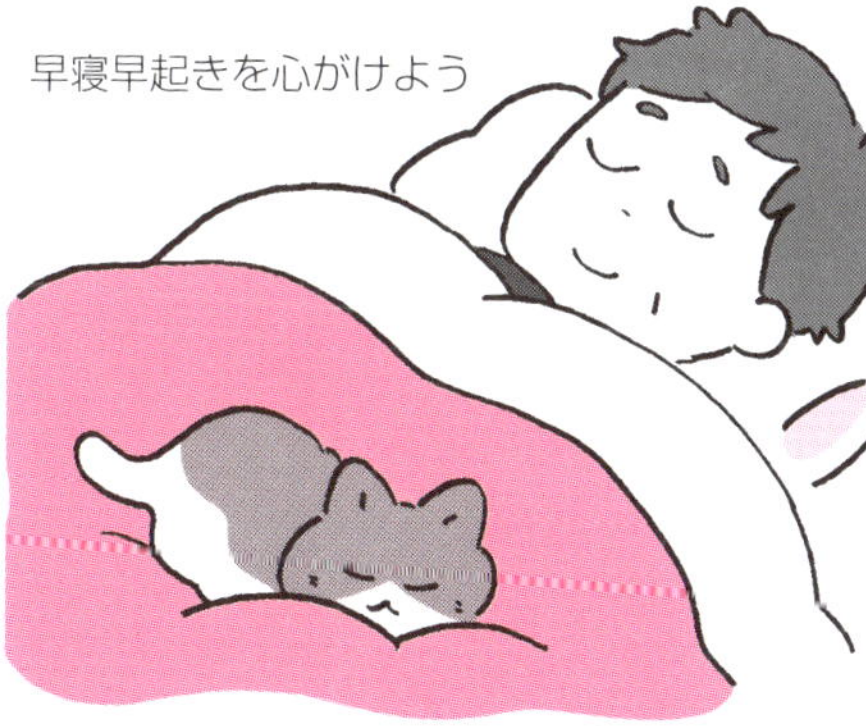

早寝早起きを心がけよう

お酒は控えめに

過度のアルコール摂取で、期外収縮が誘発される人も多くいます。飲み過ぎないことが肝心です。

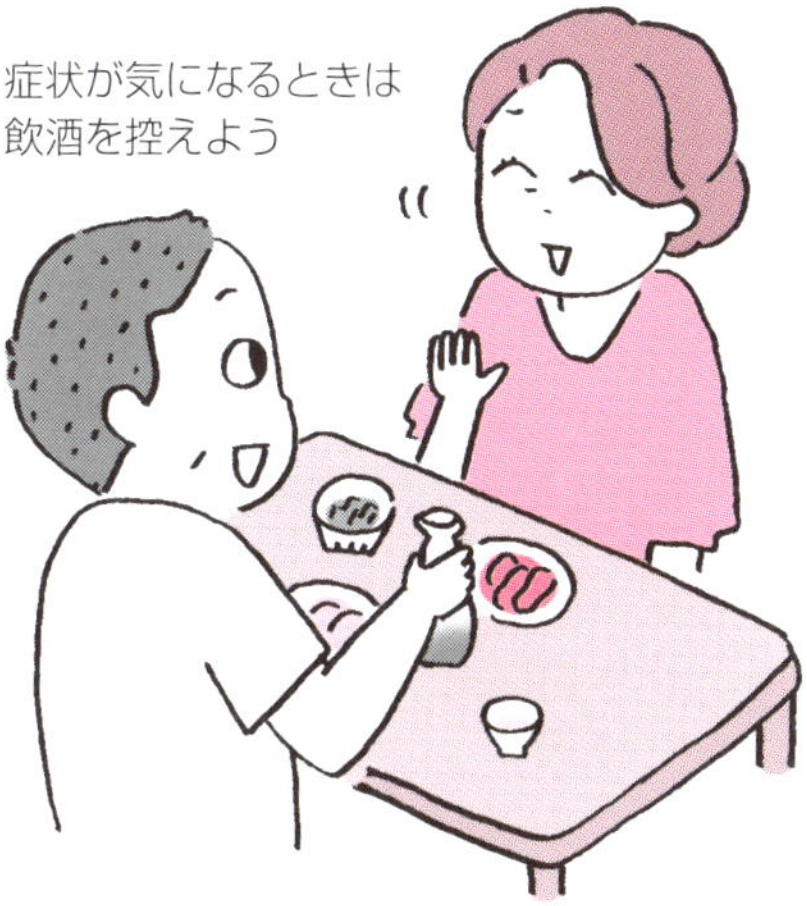

症状が気になるときは飲酒を控えよう

どんなときに起きやすいか生活を振り返ってみる

心臓の病気がない場合、期外収縮を減らす近道は生活改善に取り組むことです。上室性にせよ心室性にせよ、期外収縮はなんらかの生活習慣が引き金になって起きることが多いと考えられています。

しかし、引き金になりやすい行動、状況がはっきりしないと、改善のしようがありません。なにが期外収縮のきっかけになりやすいのか、どんなときに期外収縮が起きやすいか、自分の生活を振り返って考えてみることが大切です。

薬物療法を受けている人でも、期外収縮の引き金になるような生活習慣は、改めていきましょう。薬を使わなくても症状が起きにくくなることも期待できます。

覚えておこう！ AEDの使い方

目の前で急に人が倒れたらすぐに行動を

近年、急速に普及したAED（自動体外式除細動器）は、体外から電気ショックを加え、心室細動を止める装置です。急に倒れた人がいたら、救急車を呼ぶと同時にAEDを手配しましょう。

AEDは、心室細動が起きていなければ装置は作動しません。原因がわからなくても、ためらわずに使用しましょう。

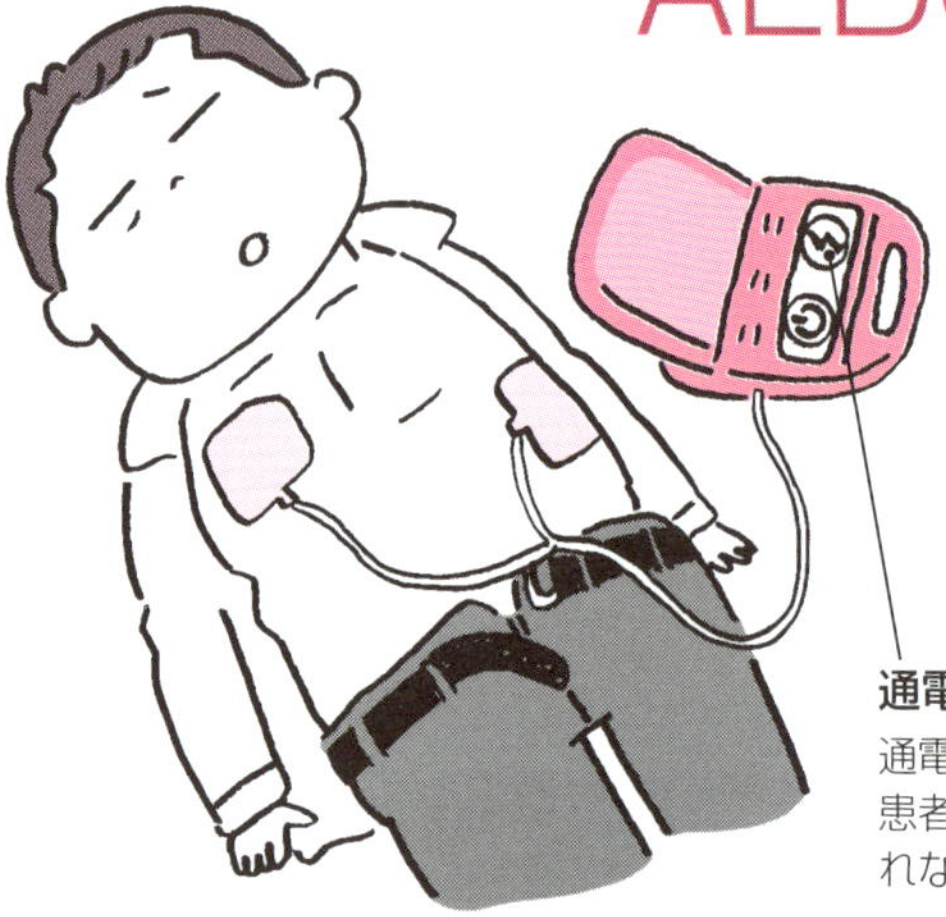

AEDを使う

説明書のとおり胸部の2ヵ所に電極パッドを貼り、AED本体の通電ボタンを押す

通電ボタン

通電中は、だれも患者さんの体に触れないようにする

＋

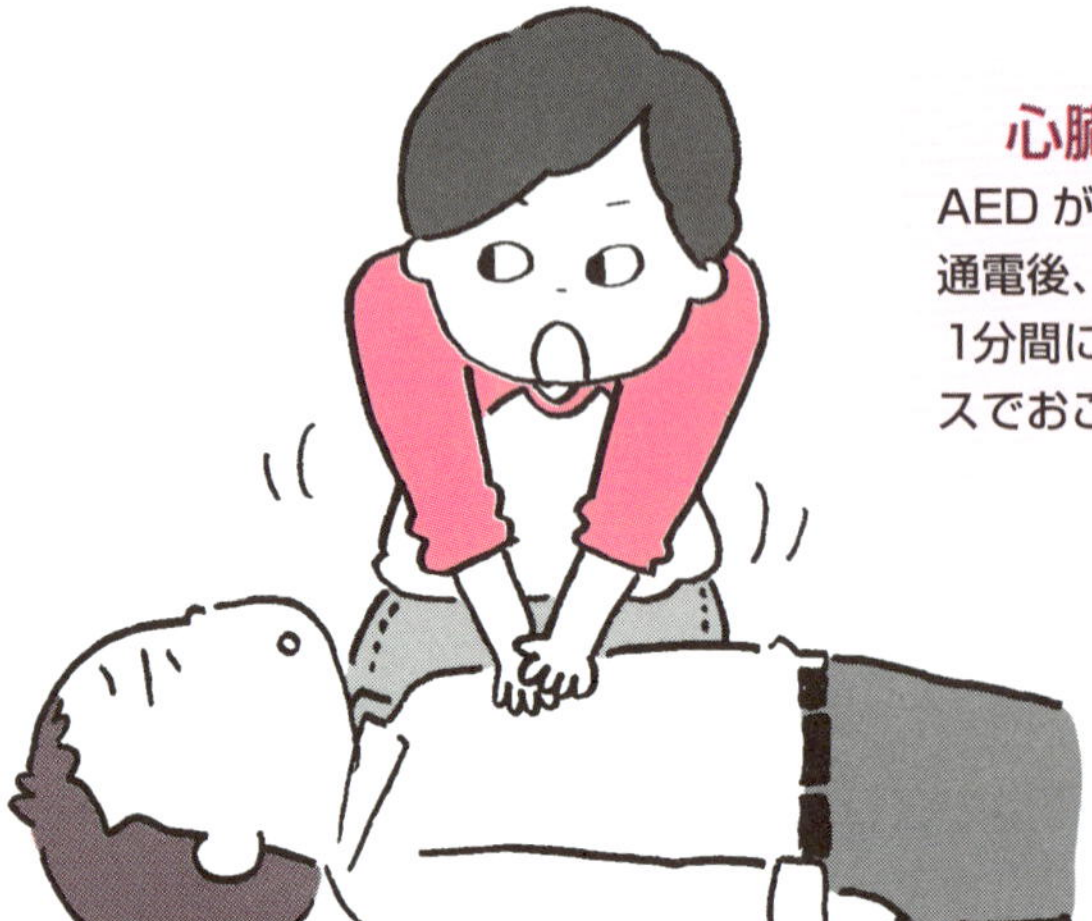

心臓マッサージ

AEDが来るまでの間と、通電後、救急車を待つ間に1分間に100〜120回のペースでおこなう

胸の中央（乳頭の高さ）の骨に片方の手のひらの付け根を当て、その上にもう片方の手を重ね、真上から垂直に胸が5cmほど沈むくらいの強さで押す

健康ライブラリー イラスト版

不《ふ》整《せい》脈《みゃく》・心《しん》房《ぼう》細《さい》動《どう》が わかる本《ほん》

脈《みゃく》の乱《みだ》れが気《き》になる人《ひと》へ

2018年9月11日 第1刷発行
2025年4月 4 日 第4刷発行

監　修	山根禎一（やまね・ていいち）
発行者	篠木和久
発行所	株式会社講談社 東京都文京区音羽二丁目12-21 郵便番号　112-8001 電話番号　編集　03-5395-3560 販売　03-5395-5817 業務　03-5395-3615
印刷所	TOPPANクロレ株式会社
製本所	株式会社若林製本工場

N.D.C. 493　98p　21cm

KODANSHA

ISBN978-4-06-512942-5

■監修者プロフィール

山根 禎一（やまね・ていいち）

1986 年浜松医科大学卒業。東京厚生年金病院にて内科研修。1991 年東京医科歯科大学大学院卒業（難治疾患研究所）。1995 年土浦協同病院循環器センター内科にてカテーテルアブレーション研修。1999 年仏国ボルドー大学循環器病院留学。2001 年東京慈恵会医科大学循環器内科講師。2006 年同准教授。2014 年同教授。日本内科学会認定総合内科専門医、日本循環器学会認定専門医、日本不整脈心電学会（理事）。『その心房細動、治しますか？ 付き合いますか？ 第４版』（中外医学社）、『心房細動カテーテルアブレーション』（メジカルビュー社）など、多数の著書や編著書がある。

■参考資料

山根禎一著『その心房細動、治しますか？ 付き合いますか？ 第４版』（中外医学社）

『心房細動治療（薬物）ガイドライン（2013 年改訂版）』（日本循環器学会）

『カテーテルアブレーションの適応と手技に関するガイドライン』（日本循環器学会）

『不整脈の非薬物治療ガイドライン（2011 年改訂版）』（日本循環器学会）

『不整脈薬物治療に関するガイドライン（2009 年改訂版）』（日本循環器学会）

『ペースメーカ、ICD、CRT を受けた患者の社会復帰・就学・就労に関するガイドライン（2013 年改訂版）』（日本循環器学会）

五島雄一郎・大林完二監修『心電図の ABC』（日本医師会）

山下武志『不整脈の不安と疑問に答えます』（メディカルトリビューン）

公益財団法人　日本心臓財団ホームページ

●編集協力　オフィス201、柳井亜紀
●カバーデザイン　松本 桂
●カバーイラスト　長谷川貴子
●本文デザイン　勝木デザイン
●本文イラスト　千田和幸、松本麻希

講談社 健康ライブラリー イラスト版

狭心症・心筋梗塞
発作を防いで命を守る

国家公務員共済組合連合会立川病院院長
三田村秀雄 監修

もしものときに備えて自分でできる対処法。
発作を防ぐ暮らし方と最新治療を徹底解説！

ISBN978-4-06-259817-0

腎臓病のことがよくわかる本

群馬大学大学院医学系研究科医療の質・安全学講座教授
小松康宏 監修

腎臓は知らないうちに弱っていく！ 生活習慣の改善法から薬物療法の進め方、透析の実際まで徹底解説。

ISBN978-4-06-259806-4

糖尿病は先読みで防ぐ・治す
ドミノでわかる糖尿病の将来

慶應義塾大学医学部腎臓内分泌代謝内科教授
伊藤 裕 監修

糖尿病はドミノ倒しのように病気を起こす。
タイプで違う合併症の現れ方と対処法を徹底解説！

ISBN978-4-06-259816-3

心臓リハビリ
心臓病の悪化、再発を防ぐ

榊原記念病院循環器内科部長
長山雅俊 監修

再発率、死亡率を下げる最新リハビリ法を図解。
発作の恐怖や日常生活への不安を解消できる！

ISBN978-4-06-259783-8

新版 甲状腺の病気の治し方

伊藤病院院長
伊藤公一 監修

首の腫れやしこり、気になる全身の不調……。
バセドウ病や橋本病などの見極め方と最新治療法。

ISBN978-4-06-259822-4

まだ間に合う！ 今すぐ始める認知症予防
軽度認知障害（MCI）でくい止める本

東京医科歯科大学特任教授／メモリークリニックお茶の水院長
朝田 隆 監修

脳を刺激する最強の予防法「筋トレ」＆「デュアルタスク」。
記憶力、注意力に不安を感じたら今すぐ対策開始！

ISBN978-4-06-259788-3

目の病気がよくわかる本
緑内障・白内障・加齢黄斑変性と網膜の病気

筑波大学医学医療系眼科教授
大鹿哲郎 監修

目の見え方に不安を感じたら今すぐ検査と対策を！
最新治療と見やすさを助ける生活術を徹底解説。

ISBN978-4-06-259803-3

脂質異常症がよくわかる本
コレステロール値・中性脂肪値を改善させる！

帝京大学臨床研究センター センター長
寺本民生 監修

「異常」の放置は動脈硬化を進める!! 食事・運動療法、
動脈硬化が進んだ人の原因・対策まで徹底解説。

ISBN978-4-06-259823-1